Dr. med. Dorothea Leinung

Soforthilfe bei Schilddrüsen-unterfunktion und Hashimoto

Ganzheitliche Tipps und **Genussrezepte** für deinen **Stoffwechsel**

KNEIPP
VERLAG WIEN

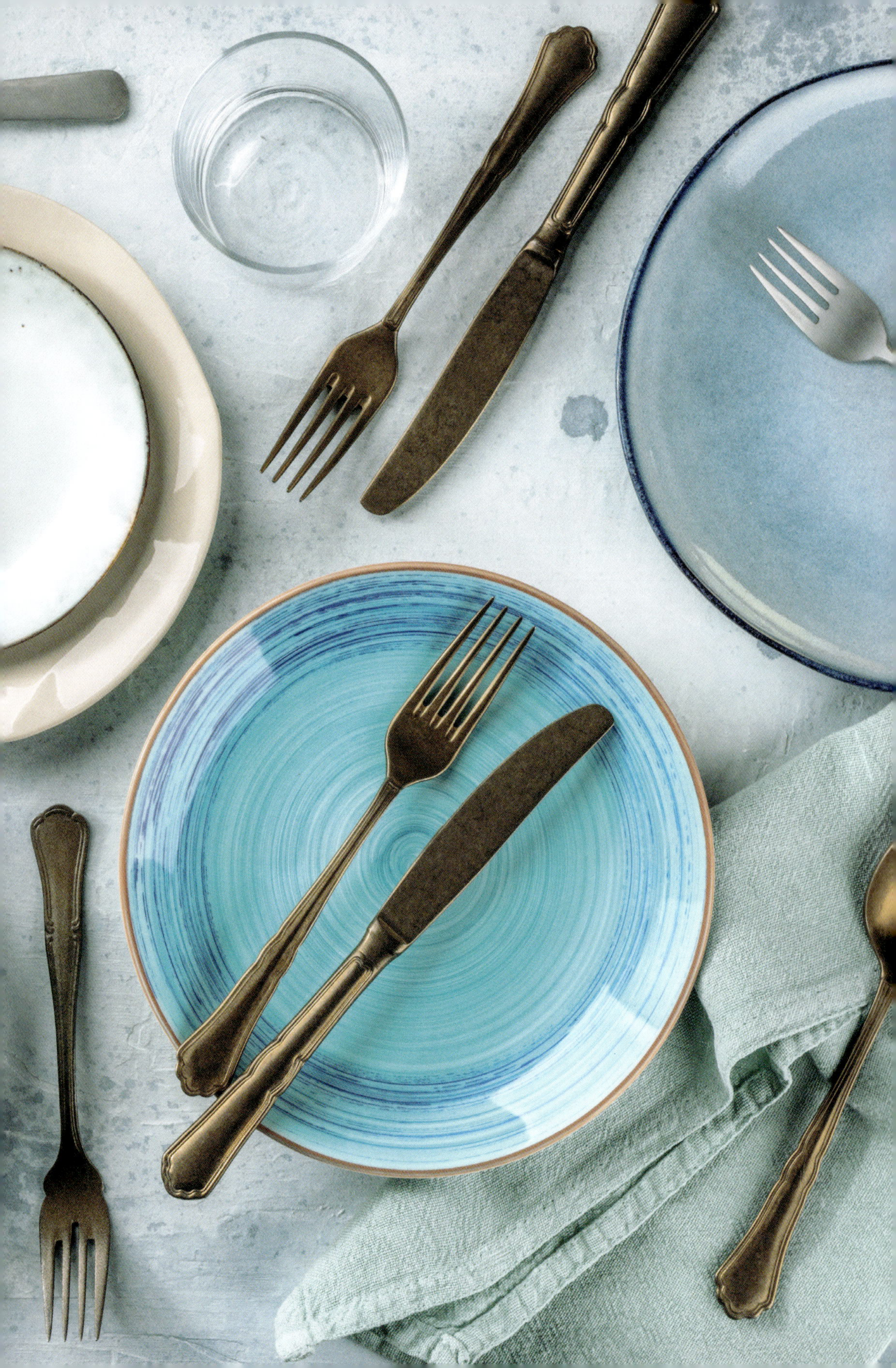

Inhalt

EINLEITUNG

4 Vorwort

6 Rolle und Funktion der Schilddrüse im Gesamtorganismus

14 Special: Mythen und Fakten bei Hashimoto und Schilddrüsenunterfunktion

16 Schilddrüsenhormone und Regelkreis

20 Diagnostik der Schilddrüsenunterfunktion

24 Risikofaktoren für eine Schilddrüsenunterfunktion

28 Ernährung bei Schilddrüsenunterfunktion, speziell bei Hashimoto

31 Stressbewältigung bei Schilddrüsenunterfunktion

32 Special: Nährstoffreiche Lebensmittel für die Schilddrüse

34 Special: Die 6 besten Entspannungstechniken

36 Darmstärkung für eine gesunde Schilddrüse

39 Leberaufbau zur Unterstützung der Schilddrüsenfunktion

40 Special: Die besten 4 Ernährungstipps für eine gesunde Leber

41 Special: Die besten 4 Strategien zur Entgiftung der Leber

42 Nebennierenentlastung und -stärkung

44 Special: Die besten 4 Tipps zur Entlastung und Stärkung der Nebennieren

45 Phytotherapie und Nahrungsergänzungsmittel für die Schilddrüse

48 Special: Die TOP 5 Therapien bei Schilddrüsenunterfunktion

REZEPTE

52 **Frühstück**

66 **Charcuterie-Brett**

72 **Kleine Gerichte**

78 **Salate und Suppen**

100 **Große Gerichte**

126 **Snacks, Süßes und Drinks**

140 Glossar

142 Register

Vorwort

Willkommen zu einem ganz besonderen Kapitel deiner Gesundheitsreise – dem Kapitel, in dem du deine Schilddrüse wieder ins Gleichgewicht bringst. Vielleicht bist du schon seit einiger Zeit auf der Suche nach Antworten auf deine Fragen, wie du deine Schilddrüse am besten unterstützen und deine Beschwerden lindern kannst. Vielleicht hast du bereits zahlreiche Diäten, Nahrungsergänzungsmittel oder Therapien ausprobiert, ohne die erhoffte Verbesserung zu spüren.

Doch jetzt hältst du dieses Buch in den Händen, und ich kann dir versichern: Hier geht es nicht um komplizierte Theorien oder schwer umsetzbare Tipps. Es geht um praktische, einfache Wege, um deine Schilddrüse zu unterstützen und deine Gesundheit wieder auf den richtigen Weg zu bringen.

Klein, aber oho

Die Schilddrüse ist ein faszinierendes kleines Organ, das eine gigantische Rolle in deinem Körper spielt. Man könnte sagen, sie ist das stille Herz deines Stoffwechsels, das von der Regulation deiner Körpertemperatur bis hin zu deinem Energiehaushalt alles steuert. Doch wie ein kleines Zahnrad in einer großen Maschine kann auch die Schilddrüse ins Stocken geraten. Bei einer Unterfunktion oder der Autoimmunerkrankung Hashimoto ist genau das eingetreten, die Folgen sind Müdigkeit, Gewichtszunahme, Stimmungsschwankungen, Konzentrationsprobleme und viele andere Beschwerden, die dein Wohlbefinden stark beeinträchtigen können.

Einfach, aber wirkungsvoll

Dieses Buch zeigt dir, wie du dieses Zahnrad wieder zum Laufen bringst. Mit den richtigen Rezepten, Lebensmitteln und praktischen Alltagstipps kannst du deine Schilddrüse unterstützen, damit sie wieder in Balance kommt. Und das Beste daran? Es ist gar nicht so kompliziert, wie du vielleicht glaubst.

Viele Menschen, die unter Schilddrüsenunterfunktion oder Hashimoto leiden, haben durch die hier vorgestellten Ansätze bereits ihren Weg zu mehr Energie und Wohlbefinden gefunden. Es geht darum, deinem Körper das zu geben, was er wirklich braucht – und genau das möchte dieses Buch dir auf leicht verständliche Weise vermitteln. Und damit du auch Grundlagenwissen über verschiedene Wirkungsweisen der Hormonproduktion erlangst, werde ich dir in der Einleitung den ein oder anderen Zusammenhang und Fachbegriff vermitteln. Dich erwarten aber weder kompliziertes Fachwissen noch strenge Diätpläne, sondern leckere, praktische und direkt umsetzbare Rezepte und Ratschläge, die du sofort für dich nutzen kannst.

Ernährung ist dabei der Schlüssel. Die Rezepte in diesem Buch sind speziell darauf abgestimmt, deiner Schilddrüse genau die Nährstoffe zu liefern, die sie für eine gesunde Hormonproduktion benötigt. Von Selen, Zink, Eisen und Jod über wertvolle Proteine bis hin zu entzündungshemmenden Lebensmitteln – all diese Elemente spielen eine zentrale Rolle dabei, deine Schilddrüse zu revitalisieren. Doch nicht nur die Nahrung, die wir zu uns nehmen, ist entscheidend. Auch Stressmanagement, ausreichend Schlaf, regelmäßige moderate Bewegung, ein gesunder Darm, eine starke Leber und vitale Nebennieren tragen maßgeblich dazu bei, die Funktion der Schilddrüse zu unterstützen und den Stoffwechsel wieder in Schwung zu bringen.

Ein Dominoeffekt

Wenn du deine Schilddrüse richtig unterstützt, wird dein gesamter Körper wieder in Einklang kommen – und das Ergebnis ist ein energiegeladener, glücklicher und gesunder Alltag. Dieses Buch möchte dir dabei helfen, diesen Weg zu finden und zeigt dir die besten Maßnahmen, um deiner Schilddrüse ihre Power zurückzugeben.

Ich lade dich ein, dieses Buch nicht nur zu lesen, sondern es zu nutzen. Betrachte es als Werkzeugkasten, als Begleiter auf deinem Weg zu mehr Gesundheit und Wohlbefinden. Die Tipps und Rezepte in diesem Buch sollen dir Freude bringen und zeigen, dass der Weg zur Genesung keine komplizierte Wissenschaft, sondern eine Reise zurück zu einem natürlichen Gleichgewicht ist.

Du wirst überrascht sein, wie schnell kleine Veränderungen zu großen Effekten führen können. Lass uns gemeinsam diesen Weg gehen – hin zu mehr Energie, Wohlbefinden und einer gesunden, kraftvollen Schilddrüse.

Herzlichst, deine

Dr. med. Dorothea Leinung

Die Rolle und Funktion der Schilddrüse im Gesamtorganismus

Die Schilddrüse befindet sich direkt unterhalb des Kehlkopfschildknorpels und schmiegt sich dort walnussgroß und schmetterlingsförmig an die Vorderseite der Luftröhre an. Sie besteht aus zwei Hauptlappen, die durch eine schmale Gewebebrücke miteinander verbunden sind.

Die Schilddrüse: Kleines Organ, große Wirkung

Ein gesundes Organ ist etwa daumengroß und wiegt bei einem Erwachsenen im Schnitt zwischen 18 Gramm (Frauen) und 25 Gramm (Männer). Die Schilddrüse befindet sich in unmittelbarer Nachbarschaft zu Strukturen, die an der Stimm- und Sprachbildung beteiligt sind. Besonders bedeutsam ist der zarte Stimmbandnerv (Nervus laryngeus recurrens), der hinter der Schilddrüse zur Kehlkopfmuskulatur verläuft. Diese anatomische Lage erklärt, warum Schilddrüsenerkrankungen häufig zu Veränderungen und Beeinträchtigungen der Stimme wie z. B. Heiserkeit führen.

Hinter jedem Schilddrüsenlappen liegen am jeweils oberen und unteren Pol die Nebenschilddrüsen. Es handelt sich dabei um etwa reiskorngroße Drüsen, die das Hormon Parathormon bilden. Dieses Hormon steuert über verschiedene Mechanismen die Blutkonzentration von Kalzium im Körper. Kalzium wiederum beeinflusst die Nerven- und Muskelfunktion sowie den Knochenstoffwechsel.

Obwohl die Schilddrüse im Vergleich zum übrigen Körper so klein und leicht ist, beeinflusst sie mit ihren Hormonen alle Stoffwechselprozesse des Körpers. Kein Wachstums-, Regenerations- oder Reparaturprozess kommt ohne sie aus.

Darauf wirken Schilddrüsenhormone vor allem:

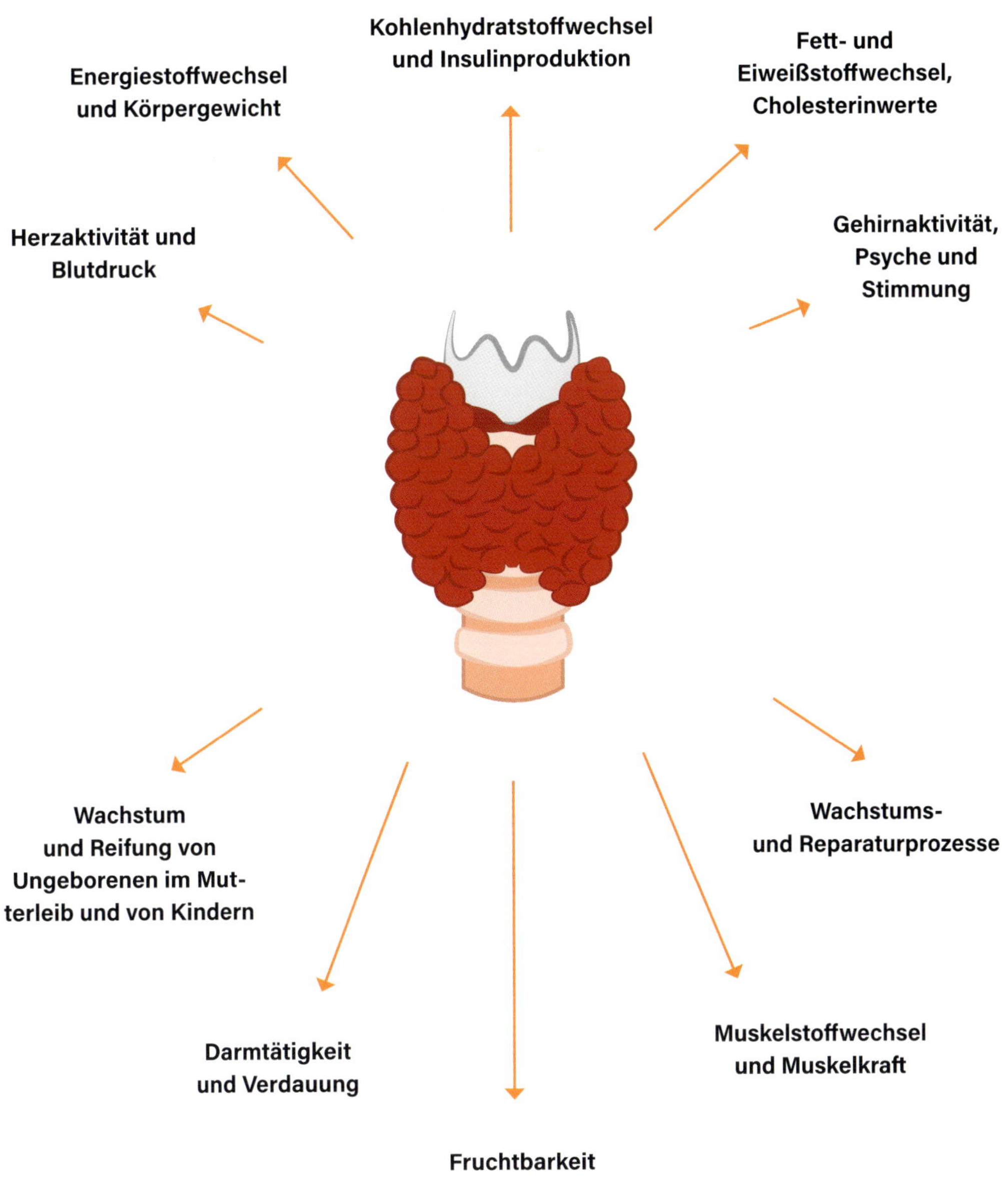

Die Schilddrüse reguliert den Grundumsatz des Körpers, also die Energie, die wir im Ruhezustand verbrauchen. Ihre Hormone erhöhen die Stoffwechselrate, was dazu führt, dass der Körper Nahrung schneller in Energie umwandelt. Bei einer Unterfunktion verlangsamt sich der Stoffwechsel, was oft zu Gewichtszunahme und Müdigkeit führt. Bei einer Überfunktion hingegen beschleunigt sich der Stoffwechsel, was zu Gewichtsverlust und Nervosität führen kann. Somit hat die Schilddrüse eine direkte Steuerfunktion für den Kalorienverbrauch und das Energielevel des Körpers.

Auswirkungen einer Schilddrüsenunterfunktion

Bei einer Unterfunktion produziert die Schilddrüse zu wenig Hormone, was zu einer Verlangsamung der Körperprozesse führt. Betroffene fühlen sich oft müde, antriebslos und nehmen an Gewicht zu. Ihr Immunsystem leidet, häufige Infekte können die Folge sein. Auch die Haut kann trocken und schuppig werden, häufig kommt es zu Haarausfall. Auch das Herz schlägt langsamer, und die Verdauung wird träge, was Verstopfungen und Nährstoffmängel zur Folge haben kann. Die Symptome betreffen den ganzen Körper und können ohne Behandlung schwerwiegende Folgen haben, im Extremfall sogar zum Tod führen.

Schilddrüsenhormone und ihre Aufgaben

Die zwei bekanntesten von der Schilddrüse gebildeten Hormone sind das Triiodthyronin (T3) und das Thyroxin (T4). Eine gesunde Schilddrüse produziert pro Tag etwa 80–100 Mikrogramm T4 und 10–50 Mikrogramm T3. Darüber hinaus wird in der Schilddrüse in den sogenannten C-Zellen das Hormon Calcitonin gebildet. Dieser Botenstoff beeinflusst z. B. den Calcium- und Knochenstoffwechsel und wirkt als Gegenspieler des in den Nebenschilddrüsen gebildeten Parathormons. Wir konzentrieren uns hier jedoch auf die Schilddrüsenhormone T3 und T4.

Beide Hormone enthalten eine gewisse Anzahl an Jodatomen. Das Thyroxin besitzt vier Jodatome (T4, deshalb auch Tetrajodthyronin, Tetra = 4), das Triiodthyronin entsprechend nur drei (T3, Tri = 3). Durch die Abspaltung eines Jodatoms kann im Körper aus dem weniger wirksamen, aber dafür langlebigeren T4 das kurzlebigere, aber wirkungsstärkere Hormon T3 gebildet werden. Diesen Vorgang nennt man auch Konversion oder Umwandlung. Wie wir später noch sehen werden, kann dieser Umwandlungsprozess gestört sein, was einen speziellen Behandlungsansatz erfordert.

Der überwiegende Teil von T3 und T4 wird im Blut an spezielle Eiweiße gebunden. Diese dienen als Transportmittel zu den entsprechenden Organen. Nur ein geringer Anteil liegt als freies, also ungebundenes Hormon vor. Man spricht dann von freiem T3 und freiem T4. Diese freien Hormone lassen sich gut im Labor testen (fT3 und fT4). Sie sind die einzigen, die auf den Stoffwechsel einwirken.

Die Hauptaufgabe des Schilddrüsenhormons Thyroxin (T4)

Thyroxin (T4) ist hauptsächlich ein Speicherhormon. Es steht bereit und kann vom Körper bei Bedarf in das aktive Hormon T3 umgewandelt werden. Seine Hauptaufgabe besteht darin, eine konstante Versorgung des Körpers mit Schilddrüsenhormonen sicherzustellen. Es reguliert den Stoffwechsel, den Energieverbrauch und unterstützt die Entwicklung und Funktion der Zellen. Obwohl T4 selbst weniger aktiv ist, ist es für die langfristige Steuerung des Energiestoffwechsels unverzichtbar. T4 verfügt dazu über eine Halbwertszeit (HWZ) von etwa 190 Stunden. Das bedeutet, es dauert 190 Stunden, bis die Hälfte des T4 abgebaut ist. Damit ist es viel langlebiger als das T3, das eine HWZ von nur etwa 19 Stunden aufweist. Ohne eine ausreichende Menge an T4 kann der Körper nicht optimal funktionieren.

Die Rolle von Triiodthyronin (T3) im Stoffwechsel

Triiodthyronin (T3) ist die aktive Form des Schilddrüsenhormons, die direkt in den Zellen wirkt. Es hat eine etwa 5-mal so starke biologische Wirksamkeit auf die Zielorgane wie das T4, bei allerdings kürzerer Halbwertszeit. Es steigert den Stoffwechsel, indem es die Zellaktivität erhöht. Es regt sowohl die Energieproduktion über die Mitochondrien, also die zelleigenen kleinen Kraftwerke, als auch den Energieverbrauch an. T3 beeinflusst die Wärmeproduktion im Körper, den Sauerstoffverbrauch und die Nutzung von Nährstoffen. Ohne ausreichend T3 verlangsamt sich der Stoffwechsel, was zu Müdigkeit, Gewichtszunahme und vielen anderen Symptomen führt.

Warum ist Jod für unseren Körper so wichtig?

Ohne Jod kein Schilddrüsenhormon, denn Jod wird als Grundstoff für die Produktion der Schilddrüsenhormone benötigt. Da der menschliche Körper Jod nicht selbst produzieren und auch nur sehr begrenzt speichern kann, ist er darauf angewiesen, dass es von außen regelmäßig zugeführt wird. Jod ist somit ein essenzielles Spurenelement. In der Schilddrüse werden bis zu 80 Prozent des täglich aufgenommenen Jods verbraucht.

Der geschätzte tägliche Jodbedarf für verschiedene Altersgruppen, Schwangere und Stillende

Alter	Jodbedarf in Deutschland und Österreich in µg/Tag	Jodbedarf in der Schweiz nach WHO in µg/Tag
Säuglinge 0–4 Monate	40	50
Säuglinge 4–12 Monate	80	50
Kinder 1–3 Jahre	100	90
Kinder 4–6 Jahre	120	90
Kinder 7–9 Jahre	140	120
Kinder 10–12 Jahre	180	120
Kinder 13–14 Jahre	200	150
Jugendliche 15–18 Jahre	200	150
19–24 Jahre	200	150
25–50 Jahre	200	150
51–64 Jahre	180	150
65 Jahre und älter	180	150
Schwangere	230	200
Stillende	260	200

Um genügend Schilddrüsenhormone bilden zu können, liegt der tägliche Jodbedarf für Erwachsene bei etwa 150–200 Mikrogramm. Die Deutsche Gesellschaft für Ernährung e. V. hat je nach Alter und Geschlecht einer Person bestimmte Empfehlungen der Jodzufuhr formuliert.

Jod ist für den Menschen unentbehrlich und lebensnotwendig - und zwar in jedem Lebensabschnitt, beginnend mit der Entwicklung des Kindes im Mutterleib. Daher ist eine ausreichende Deckung des Jodbedarfs ganz besonders vor einer geplanten Schwangerschaft und während einer bestehenden Schwangerschaft wichtig, denn schließlich müssen dann zwei Schilddrüsen mit Jod versorgt werden. Beim Baby hängen die Entwicklung des Gehirns und des Nervensystems von einer guten Jodversorgung ab. Auch während der Stillzeit bleibt der Bedarf erhöht, weil das Jod über die Muttermilch an den Säugling weitergegeben wird.

Welche Risiken birgt ein Jodmangel?

Deutschland zählt zu den jodärmsten Regionen Europas. Vor Tausenden von Jahren schwemmte die Gletscherschmelze das Spurenelement fort. Bis heute kommt Jod nur in sehr geringen Mengen in unseren Böden, Acker- und Weideflächen sowie im Trinkwasser vor und fehlt somit größtenteils in der tierischen und menschlichen Nahrung. Das Gebiet der heutigen Bundesrepublik wurde viele Jahre lang zur Jodmangelregion erklärt und der Kropf das sichtbarste Zeichen dieses Defizits. Die Kropfbänder der bayerischen Trachten erinnern noch heute daran.

Zwar hat sich die Jodversorgung der Bevölkerung in den letzten Jahrzehnten stark verbessert, jedoch gehen Experten davon aus, dass mindestens ein Drittel, wenn nicht gar die Hälfte der deutschen Bevölkerung nach wie vor nicht optimal mit Jod versorgt ist. Das tägliche Defizit liegt bei schätzungsweise einem Drittel der Menge Jod, die die Deutsche Gesellschaft für Ernährung (DGE) empfiehlt.

Als Folge können krankhafte Veränderungen oder Störungen der Schilddrüse auftreten. Jeder dritte Deutsche ist betroffen, ab dem 45. Lebensjahr sogar jeder Zweite, Frauen etwa gleich häufig wie Männer. Durch Jodmangel kann es z. B. zur Jodmangel-Struma kommen, einer Vergrößerung der Schilddrüse mit und ohne Knoten.

Die Symptome eines Jodmangels zeigen sich meist schleichend, sodass man anfangs kaum Beschwerden wahrnimmt. Erst bei einer stärkeren Unterfunktion sendet der Körper klare Warnsignale aus.

Auf einen Blick!

Typische Anzeichen einer Schilddrüsenunterfunktion

- ✓ Antriebsschwäche und extreme Müdigkeit
- ✓ Gewichtszunahme
- ✓ Wachstums- und Entwicklungsstörungen bei Kindern
- ✓ Konzentrationsstörungen
- ✓ Kälteempfindlichkeit
- ✓ Häufige Infekte
- ✓ Enge- und Druckgefühl im Hals
- ✓ Atem- und Schluckbeschwerden
- ✓ Hautveränderungen (feuchte bzw. trockene Haut)

Wie kann ein Jodmangel ausgeglichen werden?

Einem akuten Jodmangel lässt sich am einfachsten über die Nahrung entgegenwirken: Die wichtigsten Jodlieferanten sind Seefische und Meerestiere. Sie sollten mindestens zweimal wöchentlich auf dem Speiseplan stehen. Besonders jodhaltig sind Seelachs, Schellfisch und Scholle. Aber auch Hering und Krabben sind gute Jodlieferanten.

Die Verwendung von jodiertem Speisesalz kann helfen, einer Unterversorgung mit Jod vorzubeugen. Bei bekanntem Jodmangel ist Jodsalz allein jedoch kein probates Mittel, um das Defizit auszugleichen. Hier sollte entweder gezielt mit natürlicher Nahrung oder über Nahrungsergänzungsmittel gegengesteuert werden.

Vorsicht bei Schilddrüsenüberfunktion: Hier kann Jod zu einer Verschlechterung der Symptome beitragen. Bei der Autoimmunthyreoiditis Hashimoto, also der chronischen Autoimmunentzündung der Schilddrüse, kann eine unkontrollierte Jodzufuhr zudem zu einem Schub führen. Deshalb ist es wichtig, VOR einer Supplementierung mit Jod diagnostisch abzuklären, ob eine Schilddrüsenerkrankung vorliegt, bei der eine zusätzliche Jodzufuhr möglicherweise nicht empfohlen wird.

Jodgehalt verschiedener Nahrungsmittel im Überblick

Aminosäure	Jodmittelwert in µg pro 100 g essbarem Anteil	Erforderliche tägliche Verzehrmenge in g für 100 µg Jod
Fische und Meeresfrüchte		
Schellfisch	74	135
Hering	66,5	150
Krabben	34,1	300
Gemüse		
Spinat		800

Mythen und Fakten bei Hashimoto und Schilddrüsen-unterfunktion

Mythos 1: Bei Hashimoto solltest du keinen Brokkoli essen

1

Brokkoli und andere Kreuzblütler enthalten zwar sogenannte Goitrogene, die die Jodaufnahme der Schilddrüse hemmen können. Allerdings ist die Menge zu gering, um eine Rolle zu spielen – und durch Kochen werden Goitrogene größtenteils sowieso deaktiviert. Greif bei Brokkoli & Co. also zu – denn sie liefern Vitamin C und Antioxidantien, die für die Schilddrüsenfunktion vorteilhaft sind.

Mythos 2: Nachtschattengewächse sind bei Hashimoto unbedingt zu meiden

2

Nachtschattengewächse wie Tomaten, Paprika und Kartoffeln enthalten Alkaloide (z. B. Solanin), die theoretisch entzündliche Prozesse fördern könnten. Aber nicht jeder Betroffene einer Schilddrüsenerkrankung reagiert empfindlich darauf. Wenn du den Verdacht hast, empfindlich auf Nachtschattengewächse zu reagieren, weil du z. B. Symptome wie Verdauungsprobleme oder Gelenkschmerzen an dir beobachtest, dann macht es Sinn, eine Eliminationsdiät durchzuführen, um mögliche Unverträglichkeiten schnell zu erkennen.

Mythos 3: Jod ist bei Hashimoto immer schlecht

Jod ist essenziell für die Bildung von Schilddrüsenhormonen und darf nicht pauschal gemieden werden. Vorsicht ist nur bei akuten Schüben oder Überdosierung geboten, da Jod dann entzündliche Prozesse verstärken kann. Jod kannst du ganz einfach im Urin messen und findest damit sofort heraus, wie es um deinen Jodhaushalt bestellt ist. Liegt ein eindeutiger Mangel vor, kannst du gezielt z. B. mit Jodtropfen supplementieren. Ansonsten kannst du durch den Konsum jodhaltiger Nahrungsmittel deinen Jodgehalt im Körper unterstützen.

Mythos 4: Ausdauersport ist bei Hashimoto und Schilddrüsenunterfunktion zur Gewichtsreduktion am besten

Intensiver Ausdauersport kann das Stresshormon Cortisol erhöhen. Das führt zu vermehrtem Stress, fördert Entzündungen und beeinflusst negativ die Hormonbalance – Faktoren, die bei einer Schilddrüsenunterfunktion hochproblematisch sind. Kraftsport ist hier deutlich besser, da Krafttraining die Muskelmasse steigert, was den Grundumsatz erhöht und langfristig mehr Kalorien auch im Ruhezustand verbrennen lässt. Und es hat enorme hormonelle Vorteile: Krafttraining reguliert Hormone wie Testosteron und Wachstumshormone, die den Stoffwechsel ankurbeln und die Fettverbrennung fördern.

Mythos 5: Du darfst bei Hashimoto und Schilddrüsenunterfunktion keine Eier essen

Es gibt keinen wissenschaftlichen Beleg dafür, dass Eier für die Mehrheit der Hashimoto-Betroffenen problematisch sind. Ganz im Gegenteil: Eier sind eine hervorragende Quelle für Nährstoffe, die die Schilddrüsenfunktion und die Gesundheit unterstützen, wie z. B. Selen, Zink, Tyrosin – ganz zu schweigen von den wertvollen Proteinen, die in Eiern enthalten sind. Nur bei einer diagnostizierten Unverträglichkeit oder Allergie gegen Eiweiß oder Eigelb sollte auf Eier verzichtet werden. Achte beim Verzehr von Eiern auf Bio-Freilandqualität. Damit meidest du Antibiotika und andere Medikamentenzusätze in den Eiern und stellst sicher, dass die Legehennen Zugang zu hochwertigem Futter erhalten, was letztlich auch wieder dir selbst zugute kommt.

Schilddrüsenhormone und Regelkreis

Das Hormonsystem der Schilddrüse funktioniert wie ein präzises Regelwerk, das auf der harmonischen Zusammenarbeit von Hypothalamus, Hypophyse und der Schilddrüse basiert.

Hypothalamus und Hypophyse: Die Dirigenten des Hormonorchesters

Der Hypothalamus agiert in diesem Orchester als zentrales Steuerorgan – eine Art Thermostat, das den Hormonspiegel kontinuierlich überwacht. Sinkt der Spiegel der Schilddrüsenhormone im Blut, setzt der Hypothalamus das Thyreotropin-Releasing-Hormon (TRH) frei und veranlasst die Hypophyse, das Thyreoidea-stimulierende Hormon (TSH) zu produzieren und darüber die Schilddrüse zu stimulieren, die Hormone T3 und T4 zu synthetisieren und freizusetzen.

Sobald die Konzentration der Schilddrüsenhormone im Blut wieder ansteigt, registriert der Hypothalamus diese Information. Er drosselt die TRH-Ausschüttung, wodurch sich letztlich auch die Hormonausschüttung reduziert. Dieser fein abgestimmte Mechanismus gewährleistet die notwendige Balance der Hormone und sichert so die ausreichende Versorgung des Körpers.

Störungen im Regelkreis

An jedem einzelnen Punkt des Regelkreises kann es zu Störungen kommen, im Hypothalamus seltener als in der Hypophyse, am häufigsten in der Schilddrüse selbst. Solche Störungen können hervorgerufen werden durch Blutungen, Tumore, Strahlung, Entzündungen, Jodmangel, Verletzungen und Autoimmunerkrankungen, wie die Hashimoto-Thyreoiditis oder der Morbus Basedow. Aber auch Medikamente wie Lithium oder Amiodaron können Auslöser für Schilddrüsenerkrankungen sein.

In der Folge kann es entweder zu einer Überstimulation der Schilddrüse kommen (Hyperthyreose) oder einer Unterfunktion (Hypothyreose). Diese Störungen spiegeln sich in den Laborwerten wider.

Niedrige TSH-Werte, kombiniert mit hohen T3- und T4-Werten, deuten auf eine Überfunktion hin, die Herzrasen, Nervosität und Gewichtsverlust verursachen kann. Dagegen zeigt sich eine Unterfunktion durch niedrige T3- und T4-Konzentrationen bei einem erhöhten TSH-Wert.

Ein dauerhaftes Ungleichgewicht kann Herz-Kreislauf-Probleme, Knochenschwund und andere gesundheitliche Komplikationen nach sich ziehen. Eine schnellstmögliche Regulation der Hormonstörung ist daher entscheidend.

Schilddrüsenunterfunktion: Wenn der Schilddrüse die Puste ausgeht

Wie beeinflusst eine Schilddrüsenunterfunktion den Stoffwechsel und die Energieversorgung des Körpers? Eine Schilddrüsenunterfunktion verlangsamt den Stoffwechsel, da die Hormone T3 und T4 für die Energieproduktion in den Zellen verantwortlich sind. Betroffene fühlen sich daher müde, abgeschlagen und antriebslos, weil der Körper weniger Energie zur Verfügung hat. Die reduzierte Hormonproduktion führt auch dazu, dass weniger Kalorien verbrannt werden, was häufig zu einer ungewollten Gewichtszunahme führt. Auch die Verdauung verlangsamt sich, was zu Verstopfung und einem Völlegefühl führen kann. Insgesamt beeinträchtigt die Unterfunktion viele körperliche Prozesse und kann sich auf das Herz, die Muskulatur und das Nervensystem auswirken.

Symptome einer Schilddrüsenunterfunktion

Zu den klassischen Symptomen einer Schilddrüsenunterfunktion gehören Müdigkeit, Kälteempfindlichkeit, Gewichtszunahme und trockene Haut. Haarausfall und brüchige Nägel sind ebenfalls häufige Beschwerden. Da diese Symptome oft unspezifisch sind, können sie leicht mit anderen Erkrankungen wie Depressionen oder chronischem Erschöpfungssyndrom verwechselt werden. Eine genaue Diagnose erfolgt durch die Bestimmung der Schilddrüsenhormone im Blut, insbesondere des TSH-Werts, der bei einer Unterfunktion erhöht ist. Neben dem TSH sollten zudem das fT3 und fT4 bestimmt werden. Die Kombination aus typischen Symptomen und auffälligen Laborwerten gibt Aufschluss über das Vorliegen einer Schilddrüsenunterfunktion.

Unbehandelt kann eine Schilddrüsenunterfunktion schwerwiegende gesundheitliche Folgen haben, die über die typischen Symptome hinausgehen. Langfristig kann sie das Risiko für Herz-Kreislauf-Erkrankungen erhöhen, da ein langsamer Stoffwechsel auch den Cholesterinspiegel ansteigen lässt. Auch die geistige Gesundheit leidet: Gedächtnisprobleme, Konzentrationsstörungen und sogar depressive Verstimmungen können die Lebensqualität stark beeinträchtigen. Zudem kann es bei Frauen zu Zyklusstörungen und Unfruchtbarkeit kommen. Im Extremfall entwickelt sich ein Myxödem, ein potenziell lebensbedrohlicher Zustand, der eine sofortige Behandlung erfordert.

Die Rolle von Jod- oder Selenmangel bei der Entstehung einer Schilddrüsenunterfunktion

Jod ist ein zentraler Baustein für die Produktion der Schilddrüsenhormone T3 und T4, weshalb ein Mangel die Hormonproduktion erheblich beeinträchtigen kann. In Regionen mit niedrigem Jodgehalt im Boden und Wasser tritt eine Unterfunktion häufiger auf, was zur Entwicklung eines Kropfes führen kann. Selen ist ebenfalls wichtig, da es zum einen für den Schutz des Schilddrüsengewebes sowie für die biochemische Reaktion der Umwandlung von T4 in das aktive T3 wichtig ist. Man spricht in diesem Zusammenhang von Selen als einem Cofaktor. Ein Mangel an

Selen kann daher eine Umwandlungsstörung hervorrufen, was die Symptome einer Unterfunktion verstärkt. Eine ausreichende Zufuhr dieser Nährstoffe durch die Ernährung oder gezielte Nahrungsergänzungsmittel ist entscheidend für eine gesunde Schilddrüsenfunktion.

Die empfohlene Tagesaufnahme an Selen liegt bei ca. 60 bis 70 µg für Erwachsene.

Fakten!

Selengehalt in Nahrungsmitteln

Der Selengehalt in Lebensmitteln hängt stark von der Bodenqualität der Anbauregionen ab. In Deutschland und weiten Teilen Europas sind die Böden jedoch besonders selenarm, sodass Pflanzen hier oft nur geringe Mengen dieses Spurenelements enthalten. Paranüsse werden häufig als Selenquelle empfohlen, sind jedoch aufgrund ihrer potenziellen Belastung mit radioaktiven Stoffen problematisch. Auch andere Quellen wie Fleisch, Fisch und Eier können in der Selenkonzentration variieren und keine konstante Versorgung gewährleisten.

Um eine zuverlässige und unbedenkliche Zufuhr von Selen sicherzustellen, ist der Einsatz von Nahrungsergänzungsmitteln oft die beste Wahl. Sie bieten eine kontrollierte Dosierung und schließen Schwankungen durch die Lebensmittelqualität aus.

Diagnostik der Schilddrüsenunterfunktion

Eine fundierte Diagnostik der Schilddrüsenunterfunktion (Hypothyreose) basiert auf mehreren diagnostischen Säulen. Sie umfassen eine Bewertung der Symptome, der körperlichen Befunde und der labortechnischen sowie bildgebenden Ergebnisse. Eine präzise Diagnose ist gerade am Anfang einer Schilddrüsenunterfunktion bzw. von Hashimoto wichtig, da die Blutwerte oft noch nicht gravierend verändert sind. Des Weiteren sind die typischen Symptome einer Hypothyreose oft unspezifisch und vielfältig und können sich mit anderen Krankheitsbildern überlappen. Die Diagnostik sollte immer aus mehreren Schritten bestehen:
1) Anamnese, 2) körperliche Untersuchung, 3) Laboruntersuchung, 4) Ultraschalluntersuchung. Darüber hinaus können noch weitere Verfahren zum Einsatz kommen wie Feinnadelbiopsien, also Gewebeentnahmen, und nuklearmedizinische Untersuchungen. Aber für die Primärdiagnostik reichen die Schritte 1–4 aus.

Anamnese

In der Anamnese werden die Beschwerden des Patienten detailliert erfragt. Wichtige Aspekte sind dabei:

Symptome: Typische Symptome einer Schilddrüsenunterfunktion umfassen unter anderem Müdigkeit, unerwünschte Gewichtszunahme, Kälteempfindlichkeit, trockene Haut, Haarausfall, depressive Verstimmung und eine allgemeine Verlangsamung. Viele Betroffene klagen auch über Konzentrationsschwierigkeiten, Verdauungsprobleme und Muskelschmerzen, verminderte Libido und unerfüllten Kinderwunsch.

Dauer der Beschwerden: Die Beschwerdedauer gibt Hinweise auf den Verlauf der Erkrankung. Häufig entwickeln sich Hypothyreosesymptome schleichend und werden dadurch weniger mit der Schilddrüse als z. B. mit periodenbedingten Hormonschwankungen, Stress oder der Tagesform in Verbindung gebracht. Viele Betroffene bleiben dadurch lange Zeit im Unklaren über die zugrunde liegende Ursache.

Vorerkrankungen und familiäre Anamnese: Vorerkrankungen und die familiäre Vorgeschichte sind besonders bei Schilddrüsenerkrankungen wichtig zu erfragen. Gerade hier findet sich oft sowohl eine familiäre Häufung als auch ein Zusammenhang mit früheren Erkrankungen und Behandlungen wie z. B. Operationen, Bestrahlungen oder medikamentösen Therapien.

Die körperliche Untersuchung

Die körperliche Untersuchung zielt darauf ab, Hinweise auf eine Hypothyreose zu erkennen und andere Differenzialdiagnosen auszuschließen.

Auf einen Blick!

Typische Befunde einer Hypothyreose

- ✓ **Trockenheit und Blässe der Haut:** Ein trockener und kühler Hautzustand sowie Schwellungen (Myxödem) deuten häufig auf eine Unterfunktion hin.
- ✓ **Bradykardie:** Ein langsamer Herzschlag ist ein weiteres typisches Zeichen, da eine Hypothyreose den Grundstoffwechsel verlangsamt.
- ✓ **Hyporeflexie:** Verzögerte Sehnenreflexe können ebenfalls ein Zeichen für eine Schilddrüsenunterfunktion sein.
- ✓ **Gewicht und Körpertemperatur:** Häufig ist eine ungewollte Gewichtszunahme sowie eine erniedrigte Körpertemperatur zu beobachten, die in der Untersuchung dokumentiert werden sollte.

Die Laborwerte

Bei der Laboranalyse sollten für eine fundierte Diagnostik folgende Werte ermittelt werden:

→ **TSH (Thyreoidea-stimulierendes Hormon):** TSH ist der wichtigste Marker und steigt bei einer Hypothyreose typischerweise an, da die Hypophyse damit versucht, die Schilddrüse zur erhöhten Produktion anzuregen. Ein hoher TSH-Wert (> 4,2 µIU/ml) ist in der Regel ein sicherer Hinweis auf eine Hypothyreose. Allerdings ist ein TSH-Wert von über 2,5 µIU/ml bereits bedenklich, wenn Symptome vorhanden sind und sollte näher abgeklärt werden.

→ **fT3 und fT4 (freies T3 und T4):** Die Schilddrüsenhormone T3 und T4 sollten ebenfalls immer gemessen werden. Bei einer Hypothyreose sind häufig fT3 und/oder fT4 erniedrigt, während der TSH-Wert erhöht ist. Im Anfangsstadium können die Werte jedoch noch im normalen Bereich liegen, obwohl sich eine Unterfunktion bereits anbahnt, da die Schilddrüse einen Mangel verhältnismäßig lange kompensieren kann.

→ **TPO-Antikörper und Anti-TG-Antikörper:** Diese Antikörperwerte geben Hinweise auf eine autoimmune Schilddrüsenerkrankung wie die Hashimoto-Thyreoiditis. Eine erhöhte Menge dieser Antikörper zeigt eine Autoimmunreaktion an, bei der das körpereigene Immunsystem die Schilddrüse angreift und so langfristig eine Unterfunktion begünstigt.

Auf einen Blick!

TSH, fT3, fT4, T3, T4 und Antikörper: Die Bestimmung all dieser Werte ist essenziell, da eine alleinige Betrachtung des TSH-Werts oft nicht ausreicht, um die individuelle Stoffwechsellage korrekt einzuschätzen. Insbesondere Umwandlungsstörungen können nur erfasst werden, wenn auch die peripheren Werte (T3 und T4) mit erfasst sind.

Die Sonografie

Die Ultraschalluntersuchung der Schilddrüse liefert entscheidende Informationen über Struktur und Größe des Organs. Sie ermöglicht eine gute und dabei strahlungsfreie Einschätzung des Verlaufs und der Schädigung des Schilddrüsengewebes und kann bei der Diagnose und Verlaufsbeurteilung einer Hypothyreose helfen.

Fakten!

Diese sonografischen Merkmale können bei einer Schilddrüsenunterfunktion, insbesondere im Zusammenhang mit Hashimoto-Thyreoiditis, auftreten:

- ✓ **Verkleinerte Schilddrüse:** Die Schilddrüse zeigt sich im Verlauf der Hashimoto-Erkrankung häufig verkleinert und inhomogen.
- ✓ **Echoarme Areale:** Charakteristisch sind echoarme, also dunklere Areale, die auf entzündliche Veränderungen oder Narbengewebe hinweisen. Diese Areale zeigen häufig eine reduzierte Durchblutung.
- ✓ **Knotenbildung:** Manchmal werden Knoten entdeckt, die jedoch meist keine funktionelle Bedeutung für die Hypothyreose haben. Dennoch ist es wichtig, solche Knoten zu dokumentieren, da sie mitunter einer weiteren Beobachtung bedürfen.

Nuklearmedizinische Untersuchungen

Als ergänzende Methode wird die Szintigrafie eingesetzt, um die Aktivität und Funktionsverteilung innerhalb der Schilddrüse zu beurteilen. Dabei wird dem Patienten eine schwach radioaktive Substanz verabreicht, die von der Schilddrüse aufgenommen wird. Bei einer Schilddrüsenunterfunktion zeigt sich häufig eine insgesamt reduzierte Aufnahme des Radiotracers. Diese Untersuchung ist besonders hilfreich bei der Unterscheidung zwischen verschiedenen Ursachen der Hypothyreose, insbesondere bei Knoten oder unklaren sonografischen Befunden.

Risikofaktoren für eine Schilddrüsenunterfunktion

Die Entstehung einer Schilddrüsenunterfunktion (Hypothyreose) ist oft das Resultat eines komplexen Zusammenspiels aus genetischer Veranlagung, Umwelteinflüssen und individuellen Lebensstilfaktoren. Im Folgenden wird detailliert auf die Risikofaktoren eingegangen, die die Wahrscheinlichkeit einer Hypothyreose erhöhen können. Das Verständnis dieser Risikofaktoren ist entscheidend, um Präventionsmaßnahmen zu ergreifen und das Fortschreiten der Erkrankung zu bremsen.

Genetische Veranlagung und familiäre Häufung

Eine genetische Prädisposition ist einer der stärksten Risikofaktoren für die Entwicklung einer Schilddrüsenunterfunktion. Zahlreiche Studien zeigen, dass die Wahrscheinlichkeit für eine Hypothyreose steigt, wenn nahe Verwandte wie Eltern oder Geschwister ebenfalls eine Schilddrüsenstörung haben. Dies gilt insbesondere für die autoimmune Form der Schilddrüsenunterfunktion, die Hashimoto-Thyreoiditis. In diesem Fall richtet sich das Immunsystem gegen das eigene Schilddrüsengewebe und zerstört es nach und nach. Menschen, die genetisch eine verstärkte Anfälligkeit für Autoimmunerkrankungen aufweisen, haben daher ein höheres Risiko für Hashimoto und damit auch für eine Hypothyreose.

Umweltfaktoren und ihre Auswirkungen

Umweltfaktoren tragen ebenfalls maßgeblich zur Entwicklung einer Schilddrüsenunterfunktion bei. Verschiedene Umwelteinflüsse können das empfindliche Gleichgewicht der Schilddrüsenfunktion stören und sogar zur Autoimmunreaktion führen. Die wichtigsten umweltbedingten Risikofaktoren sind:

Toxische Belastungen durch Schwermetalle: Metalle wie Quecksilber und Blei, die in einigen älteren Zahnfüllungen (Amalgam) sowie in verunreinigter Nahrung und Umwelt vorkommen, stehen im Verdacht, die Schilddrüsenfunktion zu beeinträchtigen. Diese Schwermetalle können die Enzyme blockieren, die für die Umwandlung des inaktiven T4-Hormons in das aktive T3-Hormon notwendig sind.

Endokrine Disruptoren: Chemikalien wie Bisphenol A (BPA), das häufig in Plastikprodukten vorkommt, sowie Pestizide und einige Weichmacher können die Funktion der Schilddrüse stark beeinflussen. Diese sogenannten endokrinen Disruptoren imitieren oder blockieren hormonelle Prozesse und können sowohl die Hormonproduktion als auch die Signalübertragung in der Schilddrüse stören.

Übermäßige oder eine zu geringe Jodaufnahme: Jod ist ein essenzielles Spurenelement für die Schilddrüsenhormonproduktion. Doch sowohl ein Mangel als auch ein Überschuss an Jod kann die Schilddrüse negativ beeinflussen. Eine zu hohe Jodzufuhr, zum Beispiel durch exzessiven Algenkonsum oder jodhaltige Nahrungsergänzungsmittel, kann Autoimmunreaktionen auslösen und die Entwicklung von Hashimoto begünstigen. Besonders kritisch ist dies für Menschen mit einer genetischen Veranlagung für Autoimmunerkrankungen.

Rauchen und Luftverschmutzung: Studien zeigen, dass Rauchen das Risiko für Schilddrüsenprobleme erhöht. Zigarettenrauch enthält Chemikalien wie Thiocyanat, die die Jodaufnahme in die Schilddrüse blockieren. Auch eine verstärkte Luftverschmutzung, etwa in Industriegebieten, kann die Schilddrüse beeinträchtigen.

Auf einen Blick!

Die wichtigsten umweltbedingten Risikofaktoren für eine Hypothyreose

- ✓ **Toxische Belastungen durch Schwermetalle:** besonders Quecksilber, Cadmium und Blei
- ✓ **Endokrine Disruptoren:** Chemikalien wie Bisphenol A (BPA), Pestizide und einige Weichmacher
- ✓ **Übermäßige oder eine zu geringe Jodaufnahme**
- ✓ **Rauchen und Luftverschmutzung**

Lebensstil und Ernährung

Der Lebensstil und die Ernährung spielen eine zentrale Rolle in der Gesunderhaltung der Schilddrüse. Eine unausgewogene Ernährung, chronischer Stress und ein mangelnder Ausgleich durch Bewegung können die Schilddrüsenfunktion erheblich beeinträchtigen.

Ernährung und Mikronährstoffe: Die Schilddrüse benötigt eine Vielzahl von Nährstoffen, um ordnungsgemäß zu funktionieren. Mangelzustände an Jod, Selen, Eisen, Zink und Vitamin D stehen in direktem Zusammenhang mit der Entstehung von Schilddrüsenproblemen. Über Jod haben wir bereits gesprochen. Weitere wichtige Nährstoffe wie Selen und Zink sind ebenfalls essenziell für die Hormonproduktion und die Umwandlung von T4 in das aktive T3 sowie für den Schutz des Schilddrüsengewebes. Vitamin D ist entscheidend für die Immunmodulation und kann das Risiko für Autoimmunreaktionen verringern. Eisen sollte außerdem stets in ausreichender Menge vorhanden sein, da der Körper Eisen für eine Vielzahl von Stoffwechselprozessen benötigt. Insbesondere Menschen mit einer Schilddrüsenunterfunktion sind überdurchschnittlich häufig von einer Eisenunterversorgung betroffen.

Chronischer Stress: Stress wirkt sich negativ auf die Schilddrüsenfunktion aus, da das Stresshormon Cortisol die Ausschüttung und Verwertung der Schilddrüsenhormone hemmen kann. Menschen, die einem hohen chronischen Stresslevel ausgesetzt sind, zeigen häufig eine verminderte T3-Produktion.

Bewegungsmangel und Übergewicht: Ein inaktiver Lebensstil und Übergewicht können die Funktion der Schilddrüse ebenfalls beeinträchtigen. Übergewicht kann eine Umwandlungsstörung begünstigen, bei der das inaktivere T4-Hormon nicht ausreichend in das aktivere T3 umgewandelt wird. Dies kann zu einer Verschlimmerung der Hypothyreosesymptome führen und gleichzeitig den Stoffwechsel weiter verlangsamen.

Reizende Lebensmittel und Entzündungen: Bestimmte Nahrungsmittel wie Gluten, tierische Milchprodukte, raffinierter Zucker, Koffein und hochverarbeitete Lebensmittel können Entzündungsreaktionen triggern, die den Organismus belasten und das Risiko für Autoimmunerkrankungen wie Hashimoto erhöhen. Dadurch kann auch die Durchlässigkeit des Darms verstärkt werden, wodurch es zu einem sogenannten Leaky-Gut-Syndrom, einem durchlässigen Darm, kommen kann. Dadurch können Antigene leichter in den Körper eindringen und das Immunsystem aktivieren. Ein ausgewogener Lebensstil mit nährstoffreicher, entzündungsarmer Ernährung, ausreichend Bewegung und einem bewussten Stressmanagement sind daher wichtige Präventions-, aber auch Behandlungsstrategien, um die Schilddrüse zu schützen und zu unterstützen.

Auf einen Blick!

Die wichtigsten Lebensstil-Risikofaktoren für eine Hypothyreose

- ✓ **Ernährung und Mikronährstoffe:** Mangelzustände an Jod, Selen, Eisen, Zink und Vitamin D
- ✓ **Chronischer Stress**
- ✓ **Bewegungsmangel und Übergewicht**
- ✓ **Reizende Lebensmittel und Entzündungen:** Bestimmte Nahrungsmittel wie Gluten, tierische Milchprodukte, raffinierter Zucker, Koffein, Soja und hochverarbeitete Lebensmittel können Entzündungsreaktionen triggern.

Ernährung bei Schilddrüsenunterfunktion, speziell bei Hashimoto

Eine schilddrüsengesunde Ernährung ist ein wesentlicher Baustein für die Unterstützung und Regulierung der Schilddrüsenfunktion – besonders bei Hashimoto-Thyreoiditis. Die richtige Ernährung kann helfen, das Immunsystem zu beruhigen, Entzündungen zu senken und die notwendigen Nährstoffe für die Schilddrüsenhormonproduktion bereitzustellen. Dieses Kapitel erläutert die wichtigsten Nährstoffe und gibt konkrete Empfehlungen für eine Ernährung, die speziell für Menschen mit Hashimoto-Thyreoiditis geeignet ist.

Glutenfrei und entzündungshemmend: Die richtige Ernährung bei Hashimoto

Studien und Erfahrungsberichte zeigen, dass viele Menschen mit Hashimoto von einer glutenfreien und entzündungshemmenden Ernährung profitieren.

Glutenfrei leben

Der Verzicht auf glutenhaltige Getreidesorten wie Weizen, Roggen und Gerste ist eine wirksame Maßnahme zur Entlastung des Immunsystems und des Darms. Glutenfreie Alternativen sind Hirse, Quinoa, Reis, Buchweizen und Amaranth. Diese Alternativen sind nährstoffreich und bieten wertvolle Ballaststoffe – ohne das Risiko, die Entzündung zu verstärken.

Vermeidung von Milchprodukten und Soja

Milchprodukte und Soja können bei Hashimoto-Patienten die Entzündungsaktivität anregen. Soja enthält Phytoöstrogene, die die Schilddrüsenfunktion hemmen können. Alternativen zur Tiermilch sind pflanzliche Milchsorten wie Mandel- oder Kokosmilch, die in der Regel gut verträglich sind und die auch die Basis für verschiedene pflanzliche Milchprodukte bilden können.

Antioxidantienreiche Lebensmittel

Eine Ernährung, die reich an Obst und Gemüse ist, besonders an Flavonoidhaltigen dunklen Beeren, grünem Blattgemüse, Paprika und Karotten, bietet zahlreiche Antioxidantien, die Zellschäden und Entzündungen entgegenwirken. Antioxidantien können das Immunsystem stärken und die Schilddrüse vor weiteren Schäden bewahren.

Entzündungshemmende Kräuter und Gewürze

Kurkuma (am besten in Verbindung mit schwarzem Pfeffer und hochwertigem Öl eingenommen), Ingwer, Knoblauch und Zimt sind bekannt für ihre entzündungshemmenden Eigenschaften und tragen als Teil der täglichen Ernährung zur Entlastung des Immunsystems bei.

Reduktion von Zucker und verarbeiteten Lebensmitteln

Raffinierter Zucker und stark verarbeitete Lebensmittel fördern Entzündungen und sollten bei Hashimoto so weit wie möglich gemieden werden. Stattdessen sollte auf natürliche Süßungsmittel wie Honig oder Ahornsirup oder Vollfrucht zurückgegriffen und auf frische und regionale, nährstoffdichte Vollwertkost gesetzt werden.

Eine glutenfreie und entzündungshemmende Ernährung bietet den Betroffenen eine gute Grundlage, um die Symptome zu lindern und die Autoimmunaktivität zu verringern. Die Umstellung auf eine solche Ernährungsweise erfordert zwar einige Anpassungen, war aber noch nie so einfach wie heute und führt langfristig zu einer deutlichen Verbesserung des Wohlbefindens.

Auf einen Blick!

Die wichtigsten 5 Ernährungsempfehlungen

1. Auf Gluten verzichten – stattdessen auf glutenfreie Alternativen wie Hirse, Quinoa, Reis, Buchweizen und Amaranth setzen.
2. Tierische Milchprodukte und Soja meiden – stattdessen pflanzliche Milch-Alternativen auf Reis-, Kokos- oder Mandelbasis bevorzugen.
3. Dunkle Beeren, Blattgemüse, Paprika und Karotten so oft wie möglich einbauen, Stichwort: Antioxidantien.
4. Kurkuma, Ingwer, schwarzen Pfeffer, Knoblauch und Zimt regelmäßig konsumieren, Stichwort: Entzündungshemmer.
5. Raffinierten Zucker und verarbeitete Lebensmittel meiden.

Eine glutenfreie und entzündungshemmende Ernährung bietet den Betroffenen eine gute Grundlage, um die Symptome zu lindern und die Autoimmunaktivität zu verringern. Die Umstellung auf eine solche Ernährungsweise erfordert zwar einige Anpassungen, war aber noch nie so einfach wie heute und führt langfristig zu einer deutlichen Verbesserung des Wohlbefindens.

Stressbewältigung bei Schilddrüsenunterfunktion

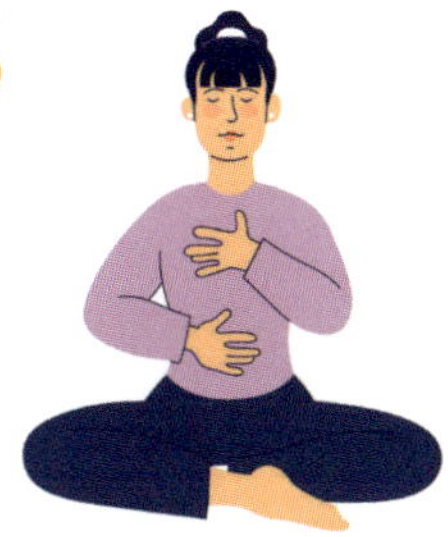

Gute Stressbewältigungsstrategien sind speziell für Menschen mit Schilddrüsenunterfunktion und Hashimoto entscheidend, da Stress erhebliche Auswirkungen auf die Schilddrüsengesundheit hat. Chronischer Stress führt über einen dauerhaft erhöhten Cortisolspiegel zu einer Beeinträchtigung der Schilddrüsenfunktion, verstärkt die Symptome und verschlimmert darüber hinaus die Autoimmunreaktion. Eine gezielte Stressbewältigung trägt daher dazu bei, das Wohlbefinden zu steigern und die Symptome der Schilddrüsenerkrankung zu lindern.

Stress und seine Auswirkungen auf die Schilddrüse

Chronischer Stress aktiviert das sympathische Nervensystem und führt zur vermehrten Ausschüttung von Stresshormonen wie Cortisol und Adrenalin. Diese Hormone beeinflussen die Schilddrüsenfunktion auf mehreren Ebenen:

→ **Cortisol und die Hormonumwandlung:** Chronisch erhöhtes Cortisol kann die Umwandlung von T4 in das aktive T3-Hormon hemmen. Das führt dazu, dass dem Körper weniger aktiv wirksame Schilddrüsenhormone zur Verfügung stehen, was die Hypothyreose-Symptome verschlimmern kann.

→ **Einfluss auf das Immunsystem:** Bei Autoimmunerkrankungen wie Hashimoto wird das Immunsystem durch chronischen Stress zusätzlich aktiviert, was die Entzündungsprozesse verstärken und Schübe begünstigen kann.

→ **Auswirkungen auf die Psyche und das Wohlbefinden:** Stress kann Symptome wie Müdigkeit, Konzentrationsprobleme und depressive Verstimmungen verstärken, die bei Schilddrüsenunterfunktion ohnehin häufig auftreten.

Stressbewältigung hilft dabei, den Cortisollevel zu senken und das Nervensystem zu beruhigen. Die folgenden Methoden bieten wirksame Ansätze, um stressbedingte Symptome zu reduzieren und das allgemeine Wohlbefinden zu verbessern. Es lohnt sich, in die verschiedenen Techniken einmal hineinzuschnuppern, um für sich selbst die effektivste Methode herauszufinden.

Nährstoffreiche Lebensmittel für die Schilddrüse

Die Schilddrüse benötigt eine Vielzahl an Mikronährstoffen, um optimal zu funktionieren. Mangelzustände können die Hormonproduktion beeinträchtigen und die Umwandlung des inaktiven T4-Hormons in das aktive T3 behindern. Diese Nährstoffe sind besonders wichtig für die Schilddrüsenfunktion:

Jod

ist ein essenzielles Spurenelement für die Produktion der Schilddrüsenhormone T3 und T4. Bei Hashimoto sollte Jod jedoch vorsichtig dosiert werden, da eine übermäßige Zufuhr das Immunsystem aktivieren und Schübe auslösen kann. Natürliche Jodquellen sind Algen (in kontrollierten Mengen), Meeresfrüchte und jodiertes Speisesalz. Eine enge Absprache mit dem Arzt ist ratsam, um die optimale Menge festzulegen.

Selen

ist wichtig für die Umwandlung von T4 in das aktive T3 und wirkt gleichzeitig antioxidativ. Es schützt die Schilddrüse vor oxidativem Stress und Autoimmunangriffen. Gute Selenquellen sind Paranüsse, Fisch und Eier.

Zink

spielt eine wichtige Rolle im Immunsystem und unterstützt die Schilddrüse bei der Hormonproduktion. Zinkreiche Lebensmittel sind Kürbiskerne, Linsen, Kichererbsen, Haferflocken und rotes Fleisch. Ein Mangel an Zink kann die Symptome einer Hypothyreose verstärken.

Eisen

ist ein weiterer essenzieller Nährstoff, der die Schilddrüsenfunktion unterstützt. Ein Eisenmangel kann die Hormonproduktion hemmen. Gute Eisenquellen sind rotes Fleisch, Hülsenfrüchte, dunkles Blattgemüse und Kürbiskerne. Bei pflanzlichen Eisenquellen ist die Kombination mit Vitamin-C-reichen Lebensmitteln wie Paprika oder Zitrusfrüchten sinnvoll, da dies die Eisenaufnahme verbessert.

Vitamin D

ist ein Modulator des Immunsystems und kann die Autoimmunaktivität bei Hashimoto reduzieren. Da viele Menschen mit Hashimoto einen Mangel an Vitamin D haben, ist eine regelmäßige Kontrolle und gegebenenfalls eine Supplementierung ratsam. Quellen für Vitamin D sind fettreicher Fisch, Eigelb und Pilze; zudem wird Vitamin D durch Sonnenexposition gebildet.

Omega-3-Fettsäuren

wirken entzündungshemmend und sind besonders bei Hashimoto wertvoll, um das Immunsystem zu beruhigen. Quellen für Omega-3-Fettsäuren sind fettreicher Fisch (z. B. Lachs und Makrele), Chiasamen und Leinsamen.

Vitamin B-Komplex

B-Vitamine sind bei Schilddrüsenunterfunktion und Hashimoto besonders wichtig, da sie den Energiestoffwechsel, die Hormonproduktion und die Nervenfunktion unterstützen. Ein Mangel an B-Vitaminen, insbesondere B12, B6 und B1, kann Müdigkeit, Erschöpfung und Konzentrationsprobleme verstärken. Zudem fördern B-Vitamine die Umwandlung von T4 in das aktive T3-Hormon, was die Schilddrüsenfunktion stabilisiert. Sie unterstützen außerdem das Immunsystem, was bei Autoimmunerkrankungen wie Hashimoto hilfreich ist, da so Entzündungen und Schübe besser reguliert werden können. Da viele Hashimoto-Betroffene zudem unter einer Typ-A-Gastritis leiden, verschlechtert sich bei ihnen im Laufe der Erkrankung zunehmend die Vitamin-B12-Aufnahme, weshalb es auch aus diesem Grunde Sinn macht, dieses B-Vitamin zu substituieren.

Die genannten Nährstoffe sollten regelmäßig über eine ausgewogene Ernährung oder entsprechende Nahrungsergänzungsmittel zugeführt werden, um die Schilddrüse optimal zu unterstützen und die Entzündungsaktivität bei Hashimoto zu reduzieren.

Die 6 besten Entspannungstechniken

Meditation

ist eine bewährte Methode zur Stressbewältigung, die das Nervensystem beruhigt und die innere Balance fördert. Regelmäßige Meditation senkt den Cortisolspiegel, verbessert die Konzentration und fördert ein positives Selbstgefühl. Besonders geführte Meditationen, die speziell auf Entspannung und Heilung ausgerichtet sind, eignen sich für Menschen mit Schilddrüsenerkrankungen, da sie das Bewusstsein auf Heilprozesse lenken und körperliche wie mentale Entlastung bringen.

1

Yoga

vereint Atemübungen, Bewegung und Meditation. Speziell sanfte Yogaformen wie Hatha- oder Yin-Yoga wirken stressreduzierend und helfen, das Nervensystem zu regulieren. Durch die Kombination aus Atemkontrolle (Pranayama) und körperlicher Dehnung wird der Körper entspannt, was zu einem Abbau von Spannungen und Stress führt. Yoga fördert zudem die Durchblutung und unterstützt die Schilddrüsenfunktion durch Haltungen, die gezielt den Bereich des Halses und der Schilddrüse stimulieren.

2

Atemübungen

auch als „Breathwork" bekannt, aktivieren das parasympathische Nervensystem und wirken stressmindernd. Atemtechniken wie die 4-7-8-Atmung oder tiefe Bauchatmung helfen, den Cortisollevel zu senken und innere Ruhe zu finden. Breathwork-Techniken fördern den Sauerstoffaustausch, was die Zellregeneration unterstützt und sich positiv auf die körperliche Energie auswirkt. Regelmäßiges Atemtraining kann zudem die Fähigkeit zur Stressbewältigung im Alltag verbessern.

3

Emotional Freedom Techniques (EFT)

auch als „Klopfakupressur" bekannt, ist eine Methode, bei der durch das Klopfen bestimmter Akupressurpunkte am Körper Stress und emotionale Belastungen abgebaut werden. EFT kann helfen, belastende Emotionen wie Angst, Wut oder Traurigkeit loszulassen, die das Nervensystem und die Schilddrüse belasten können. Zahlreiche Studien belegen, dass EFT Ängste und Stress reduziert und das Wohlbefinden steigert.

Geführte Tiefentrancen

führen zu einem tief entspannten Zustand, in dem Heilimpulse besser aufgenommen werden können. Durch Visualisierungen und beruhigende Suggestionen in der Trance wird eine Atmosphäre innerer Ruhe geschaffen, die das Selbstvertrauen stärkt und Stress abbaut.
Diese Form der Tiefenentspannung hilft besonders, stressbedingte Symptome wie Schlafprobleme oder innere Unruhe zu mindern und unterstützt den Körper dabei, in einen regenerativen Zustand zu gelangen. Mit dem hier stehenden QR-Code gelangst du zu einer von mir geführten Tiefentspannung zum Ausprobieren.

Yager Mind Matrix®

ist eine hochwirksame Methode, die u.a. auch zur Stressbewältigung und Heilung auf mental-emotionaler und körperlicher Ebene genutzt werden kann. Diese Methode unterstützt dabei, emotionale und physische Heilungsprozesse anzustoßen, indem sie hinderliche Verhaltensmuster und Glaubenssätze sanft und schnell auflöst. Die Yager Mind Matrix® wirkt auf eine sehr tiefgreifende Weise, da sie das autonome Nervensystem beruhigt und gleichzeitig das Immunsystem harmonisiert. Die Selbstheilungskräfte des Körpers werden aktiviert, und die Betroffenen können Blockaden und Ängste, die oft mit der Krankheit verbunden sind, schnell und nachhaltig abbauen. Diese Methode reaktiviert keine alten seelischen Verletzungen, benötigt keine Medikamente und eignet sich hervorragend zur regelmäßigen Anwendung als Bestandteil einer ganzheitlichen Behandlung. Für bestmögliche Ergebnisse bietet es sich an, die Yager Mind Matrix® unter erfahrener therapeutischer Anleitung durchzuführen.

Darmstärkung für eine gesunde Schilddrüse

Der Darm spielt eine zentrale Rolle für unser Immunsystem und hat überdies auch einen direkten Einfluss auf die Schilddrüsentätigkeit.

Die Verbindung zwischen Darmgesundheit und Schilddrüse

Circa 70 % der Immunzellen befinden sich in der Darmschleimhaut und stehen in engem Austausch mit anderen Systemen im Körper, darunter auch der Schilddrüse. Ein geschwächter Darm, etwa aufgrund eines „Leaky Gut", kann zum vermehrten Übertritt von Schadstoffen, Fremdproteinen und Antigenen in den Blutkreislauf führen, was das Immunsystem triggern und Entzündungen fördern kann. Dies kann Autoimmunerkrankungen wie Hashimoto begünstigen oder verschlimmern.

Ein weiterer wichtiger Aspekt ist die Rolle des Mikrobioms – die Gesamtheit der Mikroorganismen des Darms. Ein Ungleichgewicht im Mikrobiom, auch Dysbiose genannt, beeinflusst nicht nur die Verdauung, sondern auch die Funktion des Immunsystems. Studien zeigen, dass ein gesundes Mikrobiom die Produktion und Umwandlung von Schilddrüsenhormonen unterstützt, vor Erkrankungen wie Diabetes schützen kann und Entzündungsprozesse im Körper eindämmt. Deshalb ist es so wichtig, das Mikrobiom zu unterstützen und zu stabilisieren. Hierbei helfen insbesondere Probiotika, eine ballaststoffreiche Ernährung und das Meiden entzündungsfördernder Lebensmittel.

Prä- und Probiotika und ballaststoffreiche Ernährung

Probiotika sind lebende Mikroorganismen, die helfen können, ein gesundes Gleichgewicht der Darmbakterien wiederherzustellen. Sie stärken das Immunsystem und verbessern die Barrierefunktion des Darms, was vor allem bei Hashimoto wichtig ist, um das Immunsystem zu entlasten.

Auf einen Blick!

Empfohlene Lebensmittel, die natürliche Probiotika enthalten (am besten nicht pasteurisiert, damit die lebenden Kulturen erhalten bleiben)

- ✓ Sauerkraut
- ✓ Kimchi
- ✓ Kombucha
- ✓ Wasserkefir
- ✓ Salzgurken
- ✓ Apfelessig

Die langfristige und regelmäßige Einnahme von Probiotika – entweder über Lebensmittel oder in Kapselform – hilft, das Mikrobiom zu stärken und Entzündungen zu mindern. Neben Probiotika haben auch Präbiotika eine gesundheitsfördernde Wirkung auf den Darm. Anders als bei Probiotika handelt es sich bei ihnen aber nicht um Mikroorganismen, sondern um Ballaststoffe, die vom Körper nicht verdaut werden. Zu ihnen gehören Pflanzeninhaltsstoffe wie Inulin und Oligofruktose.

Diese Ballaststoffe sind wichtig, da sie als Nährstoffquelle für „gute" Darmbakterien dienen und ihr Wachstum fördern. Ballaststoffreiche Lebensmittel wie Gemüse, Hülsenfrüchte (sofern gut vertragen), Nüsse und Samen fördern ebenso eine gesunde Darmflora und helfen dabei, den Darm zu regulieren und zu entlasten. Besonders wasserlösliche Ballaststoffe wie die in Leinsamen und Haferflocken fördern ein gesundes Mikrobiom und unterstützen die Verdauung.

Ballaststoffe helfen außerdem dabei, die Darmmuskulatur beweglich zu erhalten sowie Schadstoffe und überschüssige Hormone im Darm zu binden und auszuscheiden. Das ist wichtig, um das Risiko für Entzündungen und das Triggern des Immunsystems zu verringern.

Entzündungsfördernde Nahrungsmittel meiden

Um die Darmgesundheit zu fördern und Entzündungen zu reduzieren, ist es überdies wichtig, bestimmte Lebensmittel zu vermeiden, die entzündungsfördernd wirken. Dazu zählen:

→ **Gluten:** Insbesondere Hashimoto-Betroffene profitieren von einer glutenfreien Ernährung, da Gluten die Darmwand schädigen, Autoimmunreaktionen fördern und einen Brain Fog verschlimmern kann.

→ **Tiermilchprodukte:** Das in Milchprodukten enthaltene Kasein ähnelt in seiner chemischen Struktur dem Gluten und kann daher ebenso wie dieses Entzündungsprozesse fördern, Schübe verstärken und somit den Krankheitsverlauf negativ beeinflussen.

→ **Zucker und stark verarbeitete Lebensmittel:** Diese Nahrungsmittel begünstigen das Wachstum schädlicher Bakterien und Pilze im Darm und fördern Entzündungen im Körper. Besonders der raffinierte Zucker entzieht dem Körper wichtige Nährstoffe, schwächt unsere Zellkraftwerke, die Mitochondrien, und verursacht Blutzuckerschwankungen, die wiederum Stress- und Entzündungsreaktionen im Körper fördern. Hinzu kommt das nicht zu unterschätzende Suchtpotenzial, das von diesem Zucker ausgeht, schließlich wirkt er auf ähnliche Hirnrezeptoren wie Opiate.

→ **Industrielle Öle und Transfette:** Margarine, Frittieröle und andere gehärtete Fette sind nicht zu empfehlen. Sie erhöhen das Risiko für Entzündungen, belasten das Immunsystem, begünstigen Gefäßablagerungen und können damit Herz-Kreislauf-Erkrankungen fördern.

Die Reduktion – und noch besser der Verzicht – auf diese Lebensmittel stabilisiert die Darmgesundheit, senkt die Entzündungsneigung und entlastet die Schilddrüse.

Auf einen Blick!

Diese Lebensmittel fördern Entzündungsprozesse im Körper

✓ **Glutenhaltige Lebensmittel,** z. B. aus Weizen-, Dinkel-, Gersten- oder Roggenmehl
✓ **Tiermilchprodukte** von Trinkmilch über Sauermilchprodukte, Quark bis Käse
✓ **Zucker und Fertigprodukte:** In handelsüblichen Fertigprodukten finden sich fast immer Gluten, Zucker, industrielle Fette und andere ungesunde Zusatzstoffe.
✓ **Industrielle und gehärtete Fette:** aufs Etikett achten und „gehärtetes", „teilgehärtetes" und „hydrogenisiertes" Fett vermeiden.

Leberaufbau zur Unterstützung der Schilddrüsenfunktion

Die Leber spielt eine zentrale Rolle im Hormonstoffwechsel und ist entscheidend für die Gesundheit der Schilddrüse. Ein Großteil des inaktiven Schilddrüsenhormons T4 wird in der Leber in das aktive T3 umgewandelt. Eine gesunde Leber kann daher maßgeblich zur Stabilisierung des Schilddrüsenhormonspiegels beitragen. Im Folgenden schauen wir uns die Rolle der Leber bei der Umwandlung der Schilddrüsenhormone an, besprechen Ernährungstipps für eine gesunde Leber und beleuchten Strategien zur Entgiftung und Unterstützung der Leberfunktion.

Die Rolle der Leber bei der Umwandlung von Schilddrüsenhormonen

Die Leber ist das Hauptorgan für die Umwandlung des Schilddrüsenhormons T4 in das aktive T3, das die Zellen und den Stoffwechsel beeinflusst. Wenn die Leber überlastet ist, sei es durch Schadstoffe, ungesunde Ernährung, Alkohol oder Medikamente, kann diese Umwandlungsfunktion beeinträchtigt werden. Das Ergebnis ist ein niedriger T3-Spiegel, was bei Menschen mit Schilddrüsenunterfunktion zu einer Verschlimmerung der Symptome wie Müdigkeit und Gewichtszunahme führt.

Eine weitere wichtige Funktion der Leber: Sie baut überschüssige Hormone, Toxine und Stoffwechselprodukte ab und scheidet sie aus. Ist die Leberfunktion eingeschränkt, sammeln sich diese Stoffe im Körper an, was das Immunsystem belasten und zu weiteren Entzündungen führen kann. Die Unterstützung der Leberfunktion ist daher besonders wichtig für die Gesundheit der Schilddrüse.

Die besten 4 Ernährungstipps für eine gesunde Leber

Eine leberfreundliche Ernährung fördert die Entgiftungsfunktion des Organs und unterstützt die Umwandlung der Schilddrüsenhormone. Wichtige Nahrungsmittel für die Lebergesundheit sind:

1. **Grünes Blattgemüse,** wie zum Beispiel Grünkohl, Mangold, Pak Choi, Portulak, Rucola und Spinat. Die Blätter sind reich an Chlorophyll und fördern die Entgiftung.

2. **Schwefelhaltige Gemüsesorten,** wie zum Beispiel Frühlingszwiebeln, Knoblauch, alle Kohl- und Kressearten, Lauch, Radieschen, Rettich, Spargel und Zwiebeln. Die Schwefelverbindungen unterstützen die Leber beim Ausscheiden von Giftstoffen.

3. **Bitterstoffe:** Bittere Lebensmittel wie Artischocken, Chicorée, Endivie und Löwenzahn oder Salbei fördern den Gallenfluss und helfen der Leber, Fette und Toxine besser abzubauen.

4. **Antioxidantienreiche Lebensmittel:** Unter anderem Blaubeeren, Preiselbeeren und Granatäpfel sind reich an Antioxidantien, die die Leber vor oxidativem Stress schützen. Auch das bereits erwähnte grüne Blattgemüse sowie buntes Gemüse insgesamt sind eine gute Quelle für Antioxidantien.

Neben diesen Lebensmitteln ist es ratsam, viel Wasser zu trinken, um die Ausscheidung von Giftstoffen über die Nieren zu unterstützen und die Leber zu entlasten. Die Deutsche Gesellschaft für Ernährung empfiehlt eine Mindestmenge von 1,5 Liter Wasser pro Tag – gesunde Nieren und intaktes Herz-Kreislauf-System vorausgesetzt.

Da es sich hierbei um eine Mindestmenge handelt, sind 2–2,5 Liter pro Tag ein guter Richtwert. Bei sportlicher Betätigung oder warmer Witterung kann diese Menge aber auch deutlich höher ausfallen.

Die besten 4 Strategien zur Entgiftung der Leber

Die Leber profitiert von regelmäßigen, schonenden Entgiftungsmaßnahmen, die den Abbau und die Ausscheidung von Toxinen fördern.

1. **Mariendistel:** Diese Heilpflanze enthält Silymarin, einen Wirkstoff, der die Leberzellen stärkt und die Leberregeneration unterstützt. Mariendistel kann als Nahrungsergänzung oder als Tee eingenommen werden und hilft, die Leberfunktion zu stabilisieren.

2. **Kurkuma:** Kurkuma wirkt entzündungshemmend und fördert die Produktion von Gallensäure, die die Leber bei der Fettverdauung und Entgiftung unterstützt. Kurkuma kann als Gewürz oder in Form von Nahrungsergänzungsmitteln verwendet werden. Am besten wirksam ist es, wenn es mit schwarzem Pfeffer und hochwertigem Öl kombiniert wird. Immer häufiger finden sich auch frische Kurkumawurzeln in den Märkten. Diese können wie Ingwer verarbeitet werden.

3. **Leberwickel:** Ein Leberwickel mit warmem Wasser oder Rizinusöl wirkt durchblutungsfördernd und kann der Leber helfen, Toxine effizienter abzubauen. Der Wickel sollte 1–2 Mal pro Woche für etwa 30 Minuten angewendet werden. Er hat sowohl eine entspannende und regenerierende Wirkung auf die Leber als auch heilsame und stressreduzierende Effekte auf den Gesamtorganismus.

4. **Leichte Entgiftungskuren:** Periodische Kuren mit Zitronenwasser, grünen Detox-Smoothies oder leicht basischen Lebensmitteln unterstützen die Entgiftungsarbeit der Leber. Dabei geht es nicht um radikale Fastenkuren, sondern um eine sanfte Unterstützung der natürlichen Entgiftungsprozesse.

Nebennierenentlastung und -stärkung

Die Nebennieren spielen eine zentrale Rolle in der Regulation des körpereigenen Stresssystems. Eine chronische Überlastung der Nebennieren kann die Schilddrüsenfunktion schwächen und die Symptome einer Hypothyreose verschlimmern. Im Folgenden erfährst du mehr über die Bedeutung der Nebennieren für die Stressreaktion, lernst natürliche Unterstützer in Form von Adaptogenen kennen und erhältst praktische Tipps zur Entlastung und Stärkung der Nebennieren.

Die Bedeutung der Nebennieren für die Stressreaktion

Die Nebennieren, kleine Organe über den Nieren, sind entscheidend für die Stressreaktion des Körpers. Sie schütten Hormone wie Cortisol, Adrenalin und Noradrenalin aus, die bei Stress Energie mobilisieren. Chronischer Stress veranlasst die Nebennieren dazu, dauerhaft zu viel Cortisol zu produzieren. Dies stört die Hormonbalance, belastet das Nervensystem, führt zu Blutzuckerschwankungen und hemmt die Umwandlung von T4 in das aktive T3-Hormon. Ein dauerhaft erhöhter Cortisolspiegel destabilisiert zudem das Immunsystem und kann bei Hashimoto Schübe auslösen. Daher ist die Entlastung und Stärkung der Nebennieren zentral für eine gesunde Schilddrüse.

Adaptogene: Natürliche Helfer für die Nebennieren

Adaptogene sind Pflanzenstoffe, die dem Körper helfen, mit Stress besser umzugehen und die Stressreaktion zu normalisieren. Sie wirken regulierend und können sowohl beruhigend als auch anregend wirken, je nach Bedarf des Körpers. Adaptogene sind deshalb besonders für Menschen mit Nebennierenschwäche wertvoll.

Fakten!

Die 4 bewährtesten Adaptogene

1. **Ashwagandha** ist eine ayurvedische Heilpflanze. Sie wirkt beruhigend und reguliert den Cortisolspiegel. Sie hilft, das Nervensystem zu entspannen und fördert einen tiefen Schlaf. Ashwagandha ist besonders bei chronischem Stress und Nebennierenerschöpfung hilfreich.

2. **Rhodiola rosea (Rosenwurz)** hat eine leicht anregende Wirkung und hilft dem Körper, sich schneller von Stress zu erholen. Die Pflanze unterstützt die Nebennieren und verbessert gleichzeitig die Konzentration und den Energielevel.

3. **Heilpilze wie Reishi und Cordyceps** haben eine harmonisierende Wirkung und stärken das Immunsystem. Reishi wirkt beruhigend und entzündungshemmend, während Cordyceps die körperliche und geistige Leistungsfähigkeit steigern kann. Außerdem ist Cordyceps besonders reich an Mineralstoffen und Spurenelementen, die den Körper zusätzlich unterstützen.

4. **Heiliges Basilikum (Tulsi)** ist ein sanftes Adaptogen, das den Cortisolspiegel ausgleicht und gleichzeitig das Immunsystem unterstützt. Es kann als Tee oder Kapsel eingenommen werden und ist besonders für Menschen geeignet, die häufig nervös und angespannt sind.

Adaptogene lassen sich gut in den Alltag integrieren, entweder in Kapselform, als Tees oder Pulver, die z. B. in Smoothies gemischt werden können. Sie bieten eine sanfte, aber effektive Unterstützung, um die Nebennieren zu entlasten und die Stressresistenz zu stärken. Wichtig hierbei ist die langfristige Einnahme, um nachhaltige Effekte zu erzielen.

Die besten 4 Tipps zur Entlastung und Stärkung der Nebennieren

Neben Adaptogenen gibt es weitere Strategien, die helfen, die Nebennieren zu entlasten und ihre Funktion zu verbessern. Die regelmäßige Umsetzung dieser Tipps und die gezielte Einnahme von Adaptogenen können langfristig zu einer spürbaren Erholung der Nebennieren führen.

1. **Regelmäßige Schlafroutine:** Ein gesunder Schlaf-Wach-Rhythmus ist entscheidend für einen starken Organismus und gesunde Nebennieren. Versuche, möglichst immer zur gleichen Zeit ins Bett zu gehen und aufzustehen. Besonders wichtig ist der Schlaf zwischen 22 Uhr und 0 Uhr, da in dieser Zeit die Regeneration der Nebennieren am intensivsten arbeitet. Leg also besonderen Wert auf den vormitternächtlichen Schlaf.

2. **Ernährung mit stabilisierendem Blutzucker:** Eine ballaststoffreiche, proteinreiche Ernährung und regelmäßige, kleine Mahlzeiten helfen, den Blutzuckerspiegel konstant zu halten und die Nebennieren zu entlasten. Lang anhaltende Hungerphasen und Blutzuckerspitzen sollten vermieden werden, da sie die Nebennieren zusätzlich belasten.

3. **Atmung und Achtsamkeit:** Tiefe, bewusste Atmung beruhigt das Nervensystem und fördert die Entspannung. Atemtechniken wie die 4-7-8-Atmung oder regelmäßige Meditation können den Stresslevel gezielt senken. Auch kurze Achtsamkeitspausen während des Tages entlasten das Nervensystem und helfen, chronischen Stress abzubauen.

4. **Koffein und Zucker reduzieren:** Stimulanzien wie Koffein und Teein führen zu einem Anstieg des Cortisolspiegels und belasten die Nebennieren. Der Verzicht auf Koffein ist eine effektive Möglichkeit, den Nebennieren Erholung zu bieten.

Phytotherapie und Nahrungsergänzungsmittel für die Schilddrüse

Eine ganzheitliche Behandlung der Schilddrüsenunterfunktion, insbesondere bei Hashimoto, profitiert stark von der Kombination aus Phytotherapie und ausgewählten Nahrungsergänzungsmitteln. Heilkräuter und Nahrungsergänzungsmittel können die Schilddrüsenfunktion unterstützen, das Immunsystem stärken und entzündungshemmend wirken. Im Folgenden stellen wir die wichtigsten Heilkräuter, Nahrungsergänzungsmittel und die effektive Kombination dieser Mittel vor.

Heilkräuter und ihre Wirkungen auf die Schilddrüse

Heilkräuter haben eine lange Tradition bei der Unterstützung der Schilddrüse und können sowohl die Hormonproduktion als auch die Immunregulation fördern. Zwei der bewährtesten Kräuter sind:

→ **Brennnessel:** Dieses vielseitige Kraut ist reich an Mineralien wie Eisen und kann den Körper bei Erschöpfung und Müdigkeit unterstützen. Brennnessel ist besonders hilfreich, um den Mineralhaushalt zu stabilisieren und zu entgiften.

→ **Rosmarin:** Rosmarin regt die Durchblutung und den Stoffwechsel an, was gerade bei Schilddrüsenunterfunktion hilfreich ist. Zudem wirkt es leicht stimmungsaufhellend und kann in Form von Tees, morgendlichen Fußbädern oder ätherischem Öl genutzt werden.

Wichtige Nahrungsergänzungsmittel

Neben Heilkräutern gibt es bestimmte Nahrungsergänzungsmittel, die besonders wertvoll für die Schilddrüsengesundheit sind. Diese Nahrungsergänzungsmittel sind wesentliche Bestandteile eines ganzheitlichen Ansatzes zur Unterstützung der Schilddrüsenfunktion und sollten in Absprache mit einem Arzt oder Heilpraktiker eingenommen werden. Die wichtigsten sind:

→ **Selen:** Selen ist notwendig für die Umwandlung von T4 in das aktive T3 und schützt die Schilddrüse vor oxidativem Stress. Eine tägliche Einnahme bis etwa 200 Mikrogramm ist für Menschen mit Hashimoto empfehlenswert, da es die Entzündungsaktivität senkt.

→ **Zink:** Zink ist ein essenzielles Spurenelement für das Immunsystem und die Schilddrüsenfunktion. Es unterstützt die Hormonproduktion und kann Symptome wie Müdigkeit und Konzentrationsprobleme verbessern. Gute Zinkquellen sind Kürbiskerne und Linsen; Zink kann auch als Nahrungsergänzung eingenommen werden.

→ **Vitamin D:** Vitamin D wirkt immunmodulierend und entzündungshemmend. Ein Mangel an Vitamin D ist bei Hashimoto-Betroffenen häufig und sollte durch Sonnenexposition oder Vitamin-D-Supplementierung ausgeglichen werden, um das Immunsystem und damit den Gesamtorganismus zu unterstützen.

→ **Eisen:** Eisenmangel kann die Schilddrüsenfunktion beeinträchtigen und führt häufig zu Müdigkeit, Antriebslosigkeit und Haarausfall. Menschen mit Schilddrüsenunterfunktion sollten daher regelmäßig ihre Eisenspeicherwerte (Ferritin) überprüfen lassen und einen eventuellen Mangel ausgleichen. Hier bieten sich Nahrungsergänzungsmittel an, da ein Ausgleich allein über die Nahrung in der Regel nicht adäquat funktioniert.

→ **Magnesium:** Magnesium hilft bei der Entspannung und unterstützt die Funktion der Schilddrüsenhormone. Es wirkt zudem regulierend auf das Nervensystem und kann zu einem tieferen und erholsameren Schlaf verhelfen, was besonders für Menschen mit Schilddrüsenunterfunktion und Nebennierenschwäche sehr hilfreich ist.

→ **B-Vitamine:** Vitamine der B-Gruppe, insbesondere B5 und B6, sind wichtig für die Energieproduktion und die Herstellung von Hormonen in den Nebennieren.

Individuelle Therapieansätze und ihre Vorteile

Da sich die Schilddrüsenunterfunktion bei jedem Menschen anders äußert, ist ein individualisierter Ansatz entscheidend. Die Wahl und Kombination der Therapien wird oft basierend auf den folgenden Faktoren vorgenommen:

→ **Umwandlungsstörungen:** Menschen mit Umwandlungsproblemen (von T4 zu T3) profitieren häufig von einer Kombinationstherapie oder der zusätzlichen Gabe von T3. Diese Anpassung kann die Symptome schneller und gezielter lindern.

→ **Autoimmunität und Hashimoto:** Bei Hashimoto ist eine zusätzliche Unterstützung des Immunsystems sinnvoll. Die Ergänzung der medikamentösen Therapie durch Adaptogene und entzündungshemmende Maßnahmen hilft, das Immunsystem zu beruhigen und Schübe zu reduzieren.

→ **Nährstoffmängel und Darmgesundheit:** Da Menschen mit Schilddrüsenunterfunktion oft Nährstoffmängel aufweisen, ist meist eine gezielte Ergänzung mit Eisen, Selen, Zink, B-Vitaminen und Vitamin D wichtig. Eine Darmunterstützung mit Probiotika und ballaststoffreicher Ernährung fördert zudem die Nährstoffaufnahme und entlastet das Immunsystem.

→ **Ganzheitliche Stressbewältigung:** Bei vielen Betroffenen ist chronischer Stress ein großes Thema, das den Genesungsprozess gravierend stört. Eine Kombination aus Phytotherapie, Ernährungsanpassungen und Stressbewältigungstechniken wie Yoga, Meditation, Yager Mind Matrix® und Atemübungen unterstützt die Nebennieren und stärkt den Gesamtorganismus.

Der Vorteil individueller und ganzheitlicher Behandlungsansätze liegt darin, dass sie auf die individuellen Herausforderungen der jeweiligen Betroffenen eingehen. Es werden sowohl die körperliche, als auch die mental-emotionale Ebene mit einbezogen und die Behandlung somit auf die Bedürfnisse von Körper, Geist und Seele abgestimmt.

Die TOP 5 Therapien bei Schilddrüsen-unterfunktion

Die fünf bewährtesten Therapien zur Behandlung einer Schilddrüsenunterfunktion

1. L-Thyroxin (Levothyroxin):

L-Thyroxin ist das Standardmedikament bei Schilddrüsenunterfunktion und wird als synthetisches T4 verabreicht, das vom Körper in das aktive T3 umgewandelt werden kann. Diese Therapie stellt die Schilddrüsenhormonversorgung sicher und ist besonders effektiv, wenn die T4-T3-Umwandlung im Körper problemlos funktioniert. Regelmäßige Kontrollen der TSH- und T3-Werte sind jedoch unverzichtbar, um die Dosierung anzupassen und die optimale Wirkung zu gewährleisten.

2. T3-Therapie oder Kombinationstherapie aus T3 und T4:

Menschen mit einer Umwandlungsstörung sprechen besser auf eine Kombinationstherapie aus T4 und T3 an oder benötigen direktes T3 (Liothyronin). Diese Kombination ermöglicht eine individuellere Einstellung, da das aktive T3-Hormon direkt verfügbar ist und oft schneller auf Symptome wie Müdigkeit und Konzentrationsprobleme wirkt.

5. Ganzheitliche Ernährungs- und Lebensstil-Therapie:

Eine nährstoffreiche, glutenfreie, ballaststoffreiche und entzündungshemmende Ernährungsweise hat sich als wirkungsvoll erwiesen. Stressmanagement, Breathwork (Atemtraining), ausreichend Schlaf und regelmäßige Bewegung ergänzen diesen Ansatz und helfen, das Nervensystem zu entlasten und die Schilddrüsenfunktion zu stabilisieren.

4. Phytotherapie und Adaptogene:

Die Phytotherapie setzt auf pflanzliche Mittel und Adaptogene, um die Schilddrüse und die Nebennieren zu stärken. Heilpflanzen wie Ashwagandha, Vitalpilze (Cordyceps und Reishi) oder Brennnessel können die Stressresistenz verbessern, die Schilddrüsenfunktion unterstützen und das Immunsystem beruhigen. Diese Therapie eignet sich gut als Ergänzung zur Hormontherapie und ist besonders wertvoll für Menschen, die gleichzeitig unter Nebennierenschwäche leiden.

3. Natürliche Schilddrüsenextrakte (NDT):

Natürliche Schilddrüsenextrakte, die aus tierischen Schilddrüsen gewonnen werden, enthalten sowohl T4 als auch T3 und manchmal weitere schilddrüsenrelevante Hormone. Diese Präparate haben bei einigen Menschen eine bessere Wirkung, da sie die natürliche Hormonbalance genauer abbilden. Allerdings ist die Dosierung schwieriger und sollte in enger Zusammenarbeit mit einem Arzt erfolgen, der Erfahrung mit NDT hat.

Hinweise zu den Rezepten

Tiermilch und Gluten haben oft negative Auswirkungen auf die Schilddrüsenfunktion, daher sind alle Rezepte in diesem Buch tiermilch- und glutenfrei. Milchproteine wie Kasein und Molkenproteine können bei Hashimoto-Patienten Entzündungen fördern und die Immunreaktion verstärken. Gluten kann das Immunsystem ebenfalls triggern und die Darmschleimhaut schädigen, was bei Hashimoto besonders problematisch ist, weil sich hier überdurchschnittlich häufig bereits eine Schädigung der Darmschleimhaut in Form eines Leaky Gut, also einer durchlässigen Darmschleimhaut, findet. Besonders bei allergiegefährdeten Menschen können beide Stoffe das Risiko von Unverträglichkeiten und allergischen Reaktionen erheblich erhöhen.

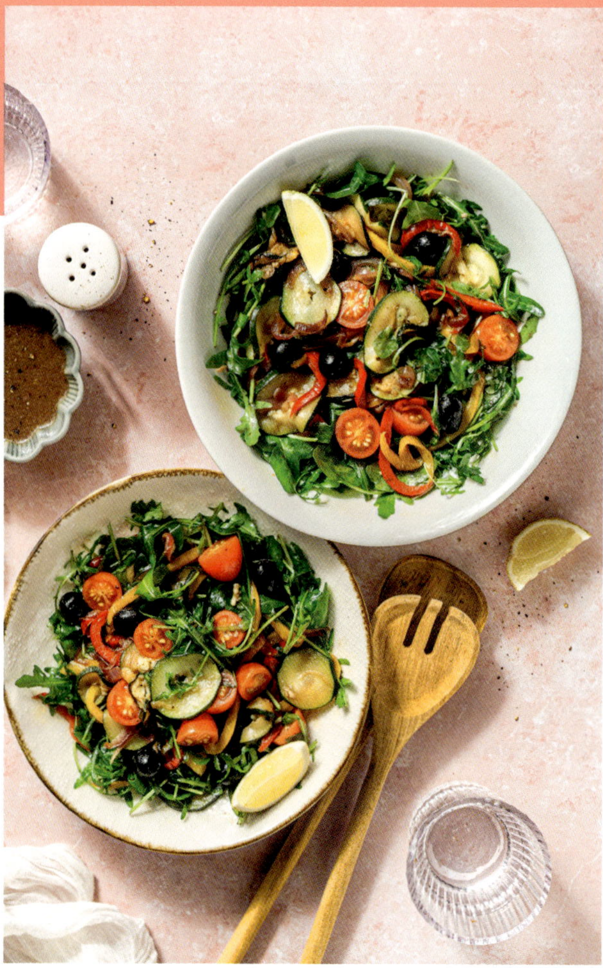

(Uhr-Symbol)	Zubereitungszeit
(2 Personen) bis (4 Personen)	Anzahl der Portionen
●	einfache Zubereitung
●●	mittlerer Aufwand

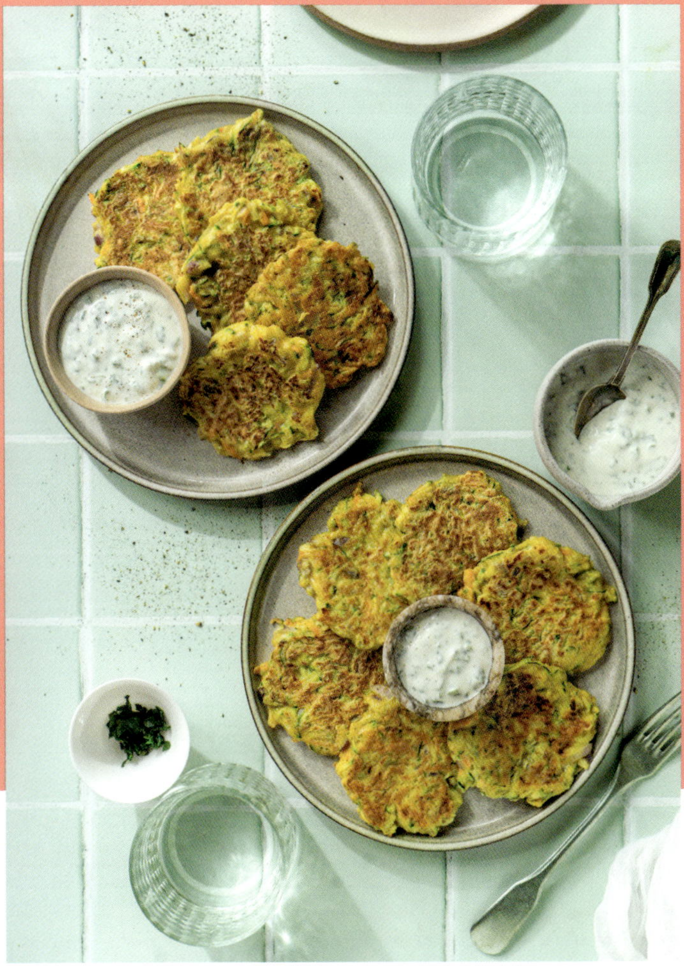

Rezepte

Bitte verwende Bioprodukte, wann immer es möglich ist, da konventionell gehaltene Tiere häufig Kraftfutter mit Pestizidrückständen und gentechnisch veränderten Bestandteilen sowie Antibiotika zur Infektprophylaxe erhalten. All diese Substanzen können Rückstände im Fleisch hinterlassen und letztlich in deinen Körper gelangen.
Biofleisch stammt hingegen von artgerecht gehaltenen Tieren mit Zugang zu unbelasteten Weideflächen. Sie werden ohne unnötige Medikamentengaben aufgezogen, was die Belastung deines Körpers reduziert und die Nährstoffqualität verbessert. Zudem unterstützt du mit Bioprodukten eine tierfreundlichere und nachhaltigere Landwirtschaft.

Noch ein paar praktische Hinweise: Wenn bei Obst und Gemüse keine Größenangaben gemacht werden, sind in der Regel mittelgroße Exemplare gemeint. Und bevor du Kräuter, Obst oder Gemüse verarbeitest, solltest du sie gründlich waschen, um Rückstände von Schmutz oder Keimen zu entfernen.

Amaranth-Brot

10 Minuten (plus 55 Minuten Backzeit)
10–12 Scheiben (Kastenform 25 x 10 x 7 cm) | Schwierigkeitsgrad: ● | vegan

200 g Amaranthmehl
50 g Tapiokamehl
2 EL gemahlene Leinsamen
1 TL Backpulver
½ TL Natron
1 TL Salz
2 EL Olivenöl
2 EL Apfelessig

→ Den Backofen auf 180 °C Ober-/Unterhitze (160 °C Umluft) vorheizen und eine Kastenform mit Backpapier auslegen. In einer großen Schüssel Amaranthmehl, Tapiokamehl, Leinsamen, Backpulver, Natron und Salz mischen.

→ Olivenöl, Apfelessig und 100 ml Wasser zu den trockenen Zutaten geben und alles gut verrühren. Der Teig soll schwer vom Löffel fallen, gegebenenfalls noch bis zu weiteren 100 ml Wasser hinzugeben. Den Teig in die Kastenform füllen und auf mittlerer Schiene 50–55 Minuten backen. Anschließend herausnehmen, etwas abkühlen lassen, dann aus der Form heben und auf einem Kuchengitter vollständig abkühlen lassen.

Buchweizen-Brot

15 Minuten (plus 30 Minuten Einweichzeit und 55 Minuten Backzeit)
10–12 Scheiben (Kastenform 25 x 10 x 7 cm) | Schwierigkeitsgrad: ● | vegan

2 EL Chiasamen
200 g Buchweizenmehl
50 g gemahlener Leinsamen
1 TL Backpulver
½ TL Natron
1 TL Salz
2 EL Olivenöl
2 EL Apfelessig

→ Chiasamen in einer Schale mit 100 ml Wasser verrühren und 20–30 Minuten quellen lassen. Den Backofen auf 180 °C Ober-/Unterhitze (160 °C Umluft) vorheizen und eine Kastenform mit Backpapier auslegen.

→ In einer großen Schüssel Buchweizenmehl, Leinsamen, Backpulver, Natron und Salz mischen. Chiasamen, Olivenöl, Apfelessig und 200 ml Wasser zu den trockenen Zutaten geben und gut verrühren. Den Teig in die Kastenform füllen und auf mittlerer Schiene 50–55 Minuten backen. Anschließend herausnehmen, etwas abkühlen lassen, dann aus der Form heben und auf einem Kuchengitter vollständig abkühlen lassen.

Knuspriges Körnerbrot

15 Minuten (plus 3 Stunden Ruhezeit und 45 Minuten Backzeit)
10–12 Scheiben (Kastenform 25 x 10 x 7 cm) | Schwierigkeitsgrad: ● | vegan

100 g Haselnüsse
150 g feine glutenfreie Haferflocken
200 g Sonnenblumenkerne
2 TL Chiasamen
4 EL Flohsamenschalen
1 TL Ahornsirup
3 EL Kokosöl
1 TL Salz

→ Die Haselnüsse hacken. Mit Haferflocken, Sonnenblumenkernen, Chiasamen und Flohsamenschalen in einer großen Schüssel vermengen. 350 ml warmes Wasser, Ahornsirup, das zerlassene Kokosöl und Salz dazurühren und den Teig für 3 Stunden abgedeckt kalt stellen.

→ Den Backofen auf 180 °C Ober-/Unterhitze (160 °C Umluft) vorheizen und eine Kastenform mit Backpapier auslegen. Den Teig einfüllen und dann die Backform mehrfach auf die Arbeitsplatte klopfen, damit mögliche Luftblasen entweichen. Auf mittlerer Schiene etwa 45 Minuten knusprig backen. Aus dem Ofen nehmen, etwas abkühlen lassen, dann aus der Form holen und auf einem Kuchengitter vollständig auskühlen lassen.

Quinoa-Brötchen

15 Minuten (plus 2 Stunden Einweichzeit und 30 Minuten Backzeit)
8–10 Brötchen | Schwierigkeitsgrad: ●● | vegan

200 g Quinoa
50 g Chiasamen
50 g Sonnenblumenkerne
2 EL Leinsamen
100 g glutenfreies Hafermehl
1 TL Backpulver
1 TL Natron
1 TL Salz
2 EL Olivenöl
2 EL Apfelessig

→ Quinoa in ein Sieb geben und unter fließendem, lauwarmem Wasser gründlich waschen. Dann 2 Stunden einweichen.

→ Chiasamen mit 200 ml Wasser in eine Schale geben und 10–20 Minuten quellen lassen.

→ Den Backofen auf 180 °C Ober-/Unterhitze (160 °C Umluft) vorheizen und ein Backblech mit Backpapier auslegen. Alle trockenen Zutaten in einer Schüssel vermengen.

→ Quinoa abgießen und mit Chiasamen, Olivenöl, Apfelessig und 100–200 ml Wasser zu den trockenen Zutaten geben. Zu einem Teig vermengen und 8–10 gleich große Kugeln daraus formen. Auf das Blech geben, die Oberseite glatt streichen, dann auf der mittleren Schiene 25–30 Minuten backen, bis sie goldbraun sind und sich fest anfühlen.

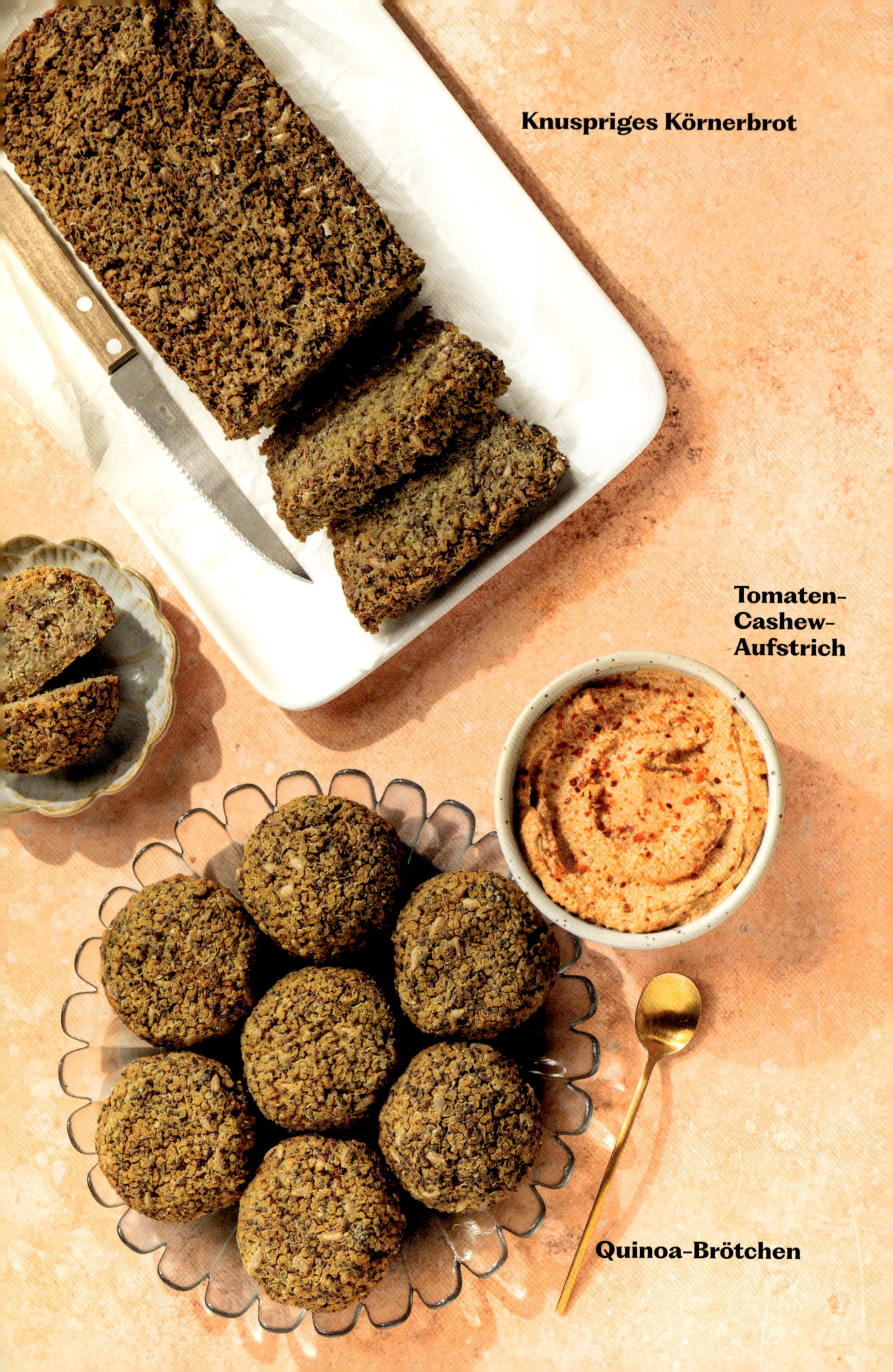
Knuspriges Körnerbrot
Tomaten-Cashew-Aufstrich
Quinoa-Brötchen

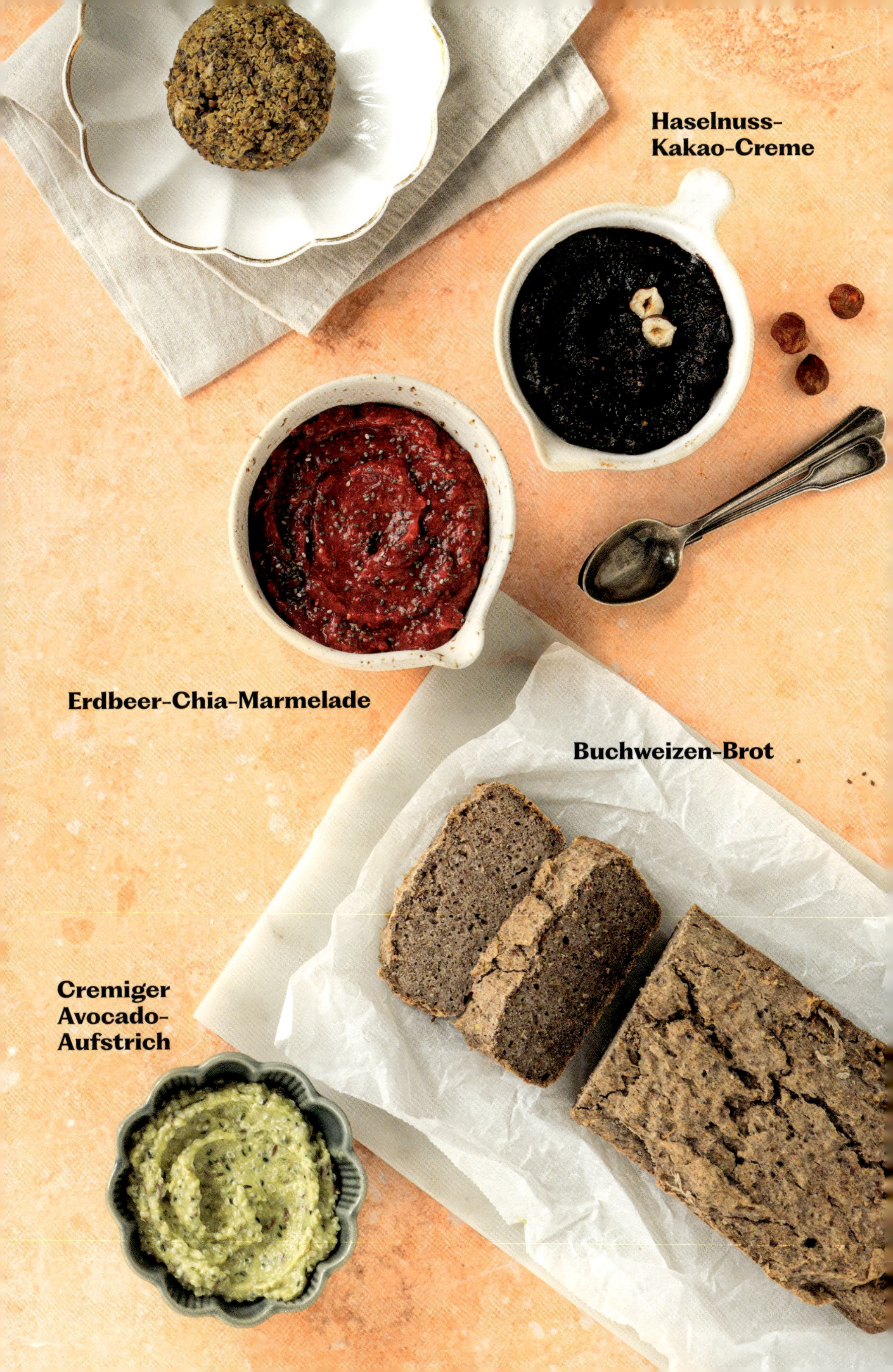
Haselnuss-
Kakao-Creme
Erdbeer-Chia-Marmelade
Buchweizen-Brot
Cremiger
Avocado-
Aufstrich

Cremiger Avocado-Aufstrich

10 Minuten
Portionen: 4 | Schwierigkeitsgrad: ● | vegan

1 Zitrone
2 Avocados
35 g geschälte Hanfsamen
1 EL Kümmel
Salz
Pfeffer

→ Die Zitrone auspressen und den Saft in eine Schüssel füllen. Die Avocados halbieren, die Kerne entfernen und das Fruchtfleisch zum Zitronensaft geben. Alles mit einer Gabel gut zerdrücken, dann Hanfsamen und Kümmel unterrühren. Zum Schluss mit Salz und Pfeffer abschmecken.

Tomaten-Cashew-Aufstrich

10 Minuten (plus 8 Stunden Einweichzeit)
200 g | Schwierigkeitsgrad: ● | vegan

80 g Cashewkerne
50 g getrocknete, in Öl eingelegte Tomaten
1 kleine Knoblauchzehe
1 EL Olivenöl
1 EL Zitronensaft
1 TL edelsüßes Paprikapulver
½ TL Chiliflocken
½ TL getrockneter Oregano
½ TL Meersalz

→ Die Cashews über Nacht in kaltem Wasser einweichen. Am nächsten Tag in ein Sieb schütten, abspülen und abtropfen lassen.

→ Die getrockneten Tomaten auf Küchenpapier abtropfen lassen, dann zerkleinern. Knoblauch schälen und hacken. Beides mit Cashewkernen, Olivenöl, Zitronensaft, Paprikapulver, Chiliflocken, Oregano und Salz im Mixer zu einer cremigen Masse pürieren. Falls der Aufstrich zu fest ist, 1–2 Esslöffel Wasser oder etwas mehr Olivenöl hinzufügen. Zum Schluss mit Salz, Zitronensaft und Chiliflocken abschmecken.

Haselnuss-Kakao-Creme

20 Minuten (plus 15 Minuten Röstzeit)
Portionen: 4 | Schwierigkeitsgrad: ● | vegan

50 g Haselnusskerne
1 getrocknete Dattel
20 g Backkakao
30 g Kokosöl
1 Prise Salz

→ Zunächst den Backofen auf 150 °C Ober-/Unterhitze (130 ° Umluft) vorheizen, dann die Haselnüsse auf ein Backblech geben und für 15 Minuten darin rösten. Aus dem Ofen nehmen und auf ein Küchenhandtuch schütten. Mithilfe des Handtuchs darüberreiben, damit die braunen Häute entfernt werden. Die Dattel entkernen.

→ Die Nüsse mit Dattel, Kakaopulver, Kokosöl und Salz in einen Mixer oder eine Küchenmaschine füllen und zu einer cremigen Konsistenz verarbeiten. In ein Schraubglas füllen und genießen.

Erdbeer-Chia-Marmelade

10 Minuten (plus 10 Minuten Kochzeit)
250 g | Schwierigkeitsgrad: ● | vegan

250 g Erdbeeren
2 TL Chiasamen
1 TL Vanilleextrakt

→ Die Erdbeeren waschen und putzen. Anschließend in ein hohes Gefäß geben und mit dem Stabmixer pürieren. In einen Topf umfüllen, unter Rühren aufkochen und 10 Minuten köcheln lassen.

→ Die Chiasamen hinzufügen, ein paar Minuten quellen und währenddessen abkühlen lassen.

TIPP

In einem sauberen Glas und luftdicht verschlossen hält sich die Marmelade bis zu 4 Tage im Kühlschrank.

Heidelbeer-Quinoa-Brei

10 Minuten (plus 15 Minuten Kochzeit)
Portionen: | Schwierigkeitsgrad: ● | vegan

100 g Quinoa
200 ml Kokosmilch
1 EL Ahornsirup
½ TL Vanilleextrakt
1 Prise Zimt
150 g Heidelbeeren (auch TK-Heidelbeeren)
Kokosraspel und Minzeblätter zum Garnieren

→ Quinoa in ein Sieb geben und unter fließendem, lauwarmem Wasser gründlich waschen. In einem Topf mit Kokosmilch und 150 ml Wasser aufkochen, dann die Hitze reduzieren und alles etwa 15 Minuten köcheln lassen, bis die Quinoa weich ist.

→ Ahornsirup, Vanilleextrakt und Zimt unter die Quinoa rühren. Die Heidelbeeren waschen und vorsichtig unter den Brei heben, dabei ein paar zum Garnieren beiseitelegen. Bei gefrorenen Heidelbeeren die Beeren mit dem Brei erwärmen, bis sie aufgetaut sind. In Schalen füllen, mit Kokosraspeln, frischen Heidelbeeren und Minzeblättern garniert servieren.

Mango-Quinoa-Brei

10 Minuten (plus 15 Minuten Kochzeit)
Portionen: | Schwierigkeitsgrad: ●● | vegan

100 g Quinoa
250 ml Mandeldrink
1 EL Chiasamen
1 EL Mandelmus
1 EL Agavendicksaft
1 reife Mango
½ Teelöffel Zimt (optional)
Mandelblättchen und Minzeblätter zum Garnieren

→ Quinoa in ein Sieb geben und unter fließendem, lauwarmem Wasser gründlich waschen. Zusammen mit der Mandelmilch aufkochen und etwa 15 Minuten köcheln lassen, bis die Quinoa weich ist. Chiasamen, Mandelmus, Agavendicksaft und Zimt unterrühren.

→ Die Mango schälen, das Fruchtfleisch vom Stein schneiden und würfeln. Vorsichtig unterrrühren, dabei ein paar Würfel zum Garnieren zurückbehalten. Brei in Schalen füllen und mit Mangowürfeln, Mandelblättchen und frischer Minze garniert servieren.

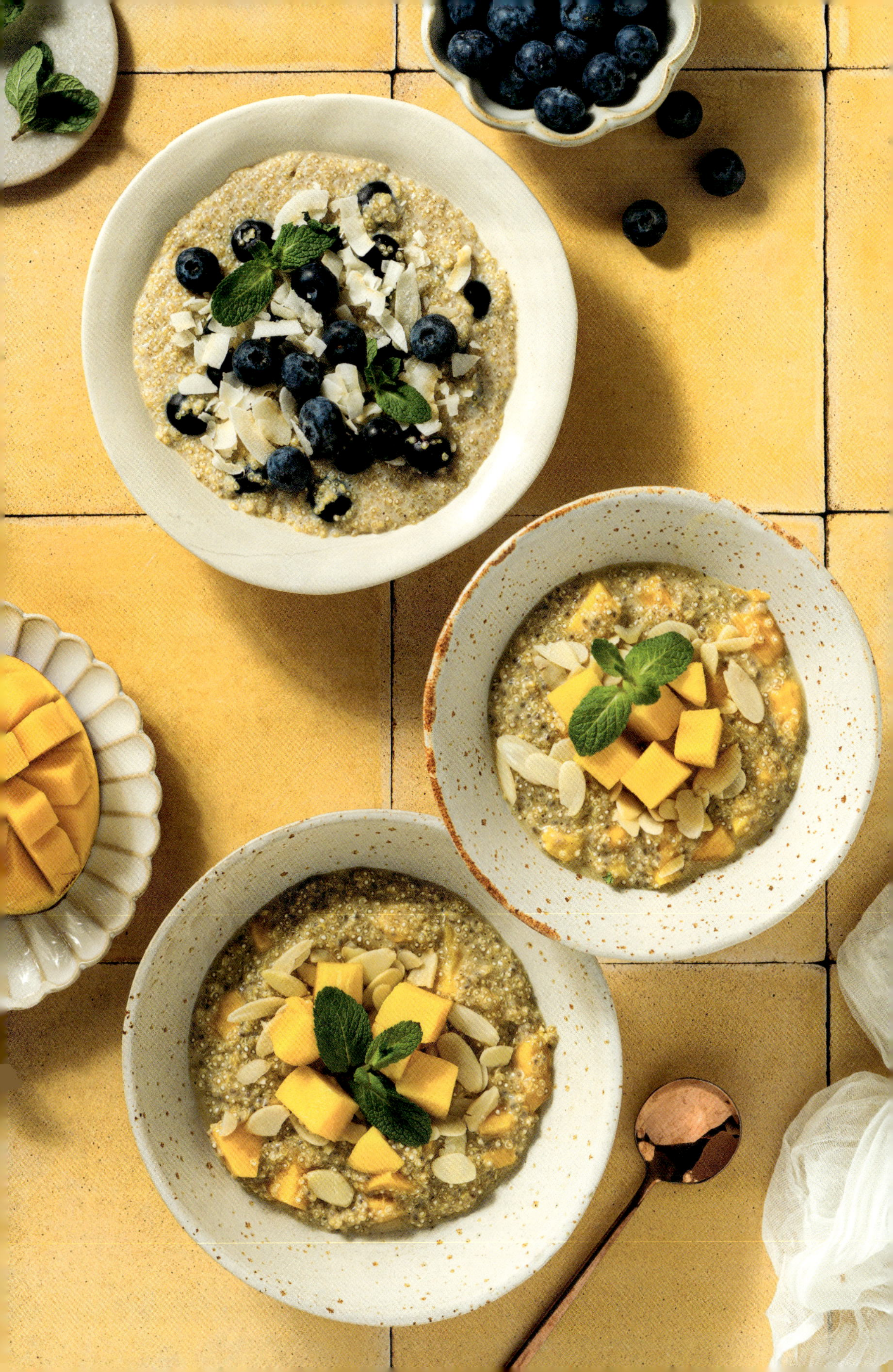

Kokos-Chia-Pudding

5 Minuten (plus 30 Minuten bis 8 Stunden Quellzeit)
Portionen: 2 | Schwierigkeitsgrad: ● | vegan

200 ml Kokosmilch
3 EL Chiasamen
1 EL Ahornsirup
½ TL Vanilleextrakt
1 Prise Salz
30 g Beeren
1 EL Kokosraspel

→ Kokosmilch, Chiasamen, Ahornsirup, Vanilleextrakt und Salz verrühren. Mindestens 30 Minuten oder über Nacht im Kühlschrank quellen lassen.

→ Zum Servieren die Beeren waschen, trocken tupfen und den Pudding mit Beeren und Kokosraspeln bestreut servieren.

Schoko-Chia-Pudding

5 Minuten (plus 8 Stunden Quellzeit)
Portionen: 4 | Schwierigkeitsgrad: ● | vegan

¼ Tasse Backkakao
½ Tasse Chiasamen
1 Prise Salz
1 Prise Zimt
1 ½ Tassen Pflanzendrink
4 TL Ahornsirup
Obst, vegane Schokolade oder glutenfreies Granola zum Servieren

→ Das Kakaopulver mit Chiasamen, Zimt und Salz in einer Schüssel verrühren, dann Pflanzendrink und Ahornsirup hinzugeben. Alles gut verrühren, dann abgedeckt über Nacht kühl stellen.

→ Am nächsten Tag den Pudding nach Belieben mit frischem Obst, geraspelter veganer dunkler Schokolade und/oder glutenfreiem Granola servieren.

TIPP

Durch den leckeren Schokogeschmack ist der Pudding auch ein köstliches Dessert. Einfach am Morgen zusammenrühren und bis zum Abend im Kühlschrank quellen lassen. Dann zum Beispiel mit frischen Beeren und gerösteten Mandelsplittern garniert servieren.

Feigen-Chia-Bowl

10 Minuten (plus 10 Minuten bis 8 Stunden Quellzeit)
Portionen: 2 | Schwierigkeitsgrad: ● | vegan

10 g Chiasamen
150 ml Kokosmilch
40 g Blaubeeren
400 g veganer Kokos-Naturjoghurt
2 Feigen
1 Granatapfel
1 kleine Banane

→ Chiasamen auf zwei große Gläser verteilen, mit der Kokosmilch übergießen und 10 Minuten oder wahlweise über Nacht quellen lassen.

→ Die Beeren mit etwas Wasser pürieren und mit dem Kokosjoghurt verrühren. Den Chiasamen-Pudding noch mal durchrühren, dann den Beerenjoghurt darauf verteilen.

→ Feigen waschen und würfeln. Granatapfel mit Druck über die Tischplatte rollen, anschließend aufschneiden und die Kerne herauslösen. Die Banane schälen und in Scheiben schneiden. Feige, Banane und Granatapfelkerne auf den Joghurt schichten und genießen.

Chia-Pudding mit Vanille

10 Minuten (plus 2 bis 8 Stunden Quellzeit)
Portionen: 2 | Schwierigkeitsgrad: ● | vegan

4 EL Chiasamen
250 ml Pflanzendrink
1–2 TL Ahornsirup oder Agavendicksaft
½ TL Vanilleextrakt
frische Beeren, Kokosraspel oder Nüsse zum Garnieren

→ In einer Schüssel die Chiasamen mit Pflanzendrink, Ahornsirup oder Agavendicksaft und Vanilleextrakt gut verrühren. Etwa 5 Minuten quellen lassen, dann nochmals gut umrühren. Auf zwei Gläser verteilen und für mindestens 2 Stunden oder über Nacht im Kühlschrank quellen lassen.

→ Den fertigen Chia-Pudding aus dem Kühlschrank nehmen und mit frischen Beeren, Kokosraspeln oder Nüssen garniert servieren.

TIPP

Genieße den Chia-Pudding als gesundes Frühstück oder leckeren Snack! Der Chia-Pudding ist reich an Ballaststoffen und Omega-3-Fettsäuren, wichtig bei Chiasamen ist immer: auf eine ausreichende Flüssigkeitszufuhr achten.

Kirsch-Kokos-Joghurt

10 Minuten | Portionen: 2 | Schwierigkeitsgrad: ● | vegan

200 g Süßkirschen
400 g veganer Kokos-Naturjoghurt
20 g Mandeln
20 g Kakaonibs
40 g Kokoschips

→ Kirschen waschen, entsteinen und halbieren. Die Kirschen mit dem Joghurt in ein hohes Gefäß geben und mit dem Stabmixer pürieren. Auf zwei Gläser oder Schalen verteilen.

→ Die Mandeln hacken und mit den Kakaonibs und Kokoschips auf den Joghurt geben oder in den Joghurt einrühren.

TIPP

Das Rezept schmeckt mit frischen Kirschen am besten, du kannst aber auch Kirschen aus dem Glas verwenden. Achte dabei darauf, dass sie ungezuckert sind.

Mango-Kokos-Joghurt

15 Minuten | Portionen: 4 | Schwierigkeitsgrad: ● | vegan

2 große Mangos
1 Bio-Limette
500 g veganer Kokos-Naturjoghurt
2 EL Ahornsirup (oder Agavendicksaft)
1 TL Vanilleextrakt
1 Prise Salz
Kokosflocken oder geröstete Mandelsplitter zum Bestreuen
Minzeblätter zum Garnieren

→ Die Mangos schälen und das Fruchtfleisch vom Kern schneiden. Die Hälfte in kleine Würfel schneiden und die andere Hälfte pürieren. Die Limette heiß waschen und trocknen. Die Schale fein abreiben und die Frucht auspressen.

→ In einer Schale Joghurt mit Limettenschale, Limettensaft, Ahornsirup, Vanilleextrakt und Salz verrühren. Das Mangopüree unterheben. In Dessertschalen füllen. Mit den Mangowürfeln toppen. Mit Kokosflocken oder gerösteten Mandelsplittern bestreuen und mit Minzeblättern garniert servieren.

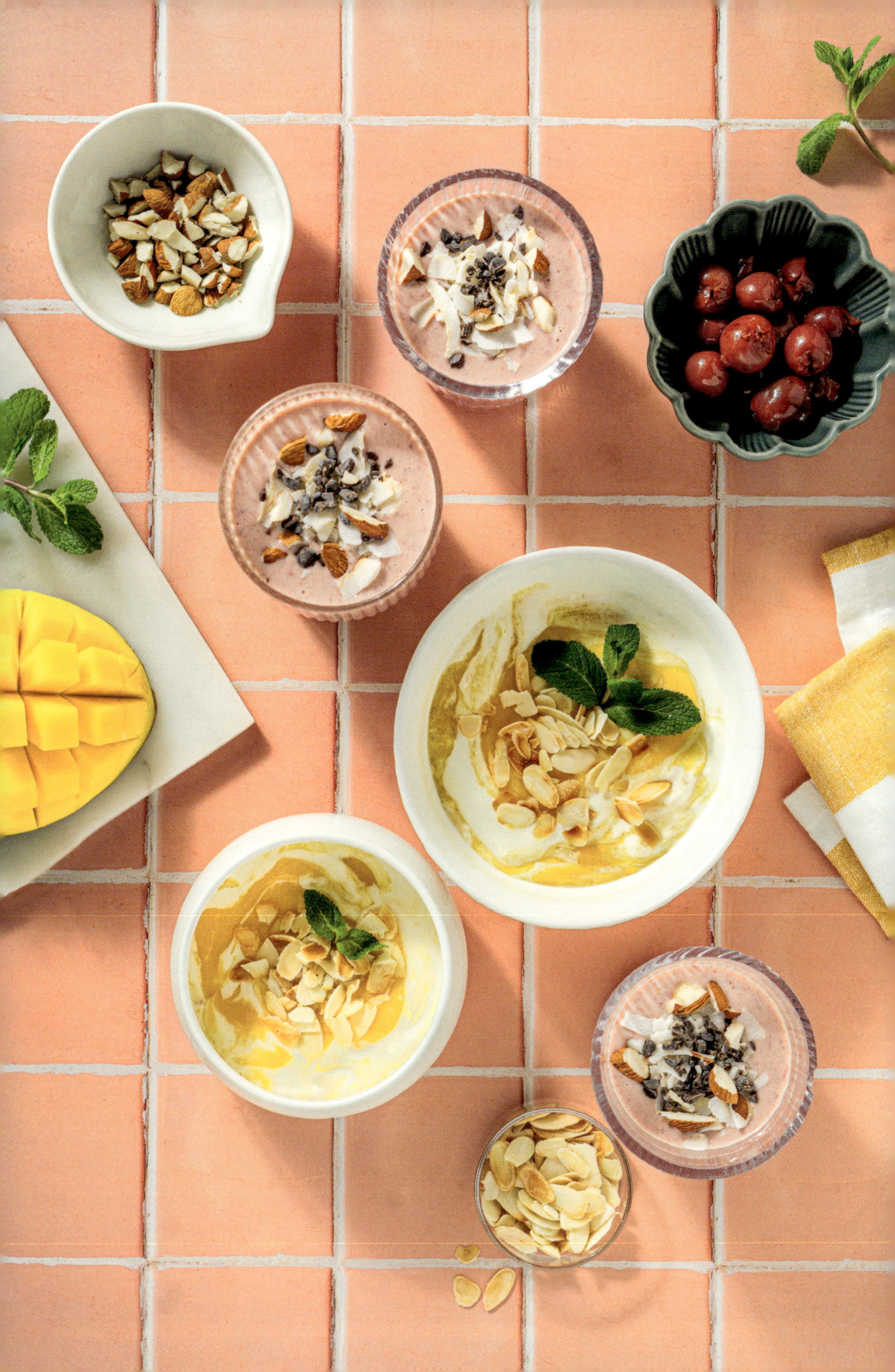

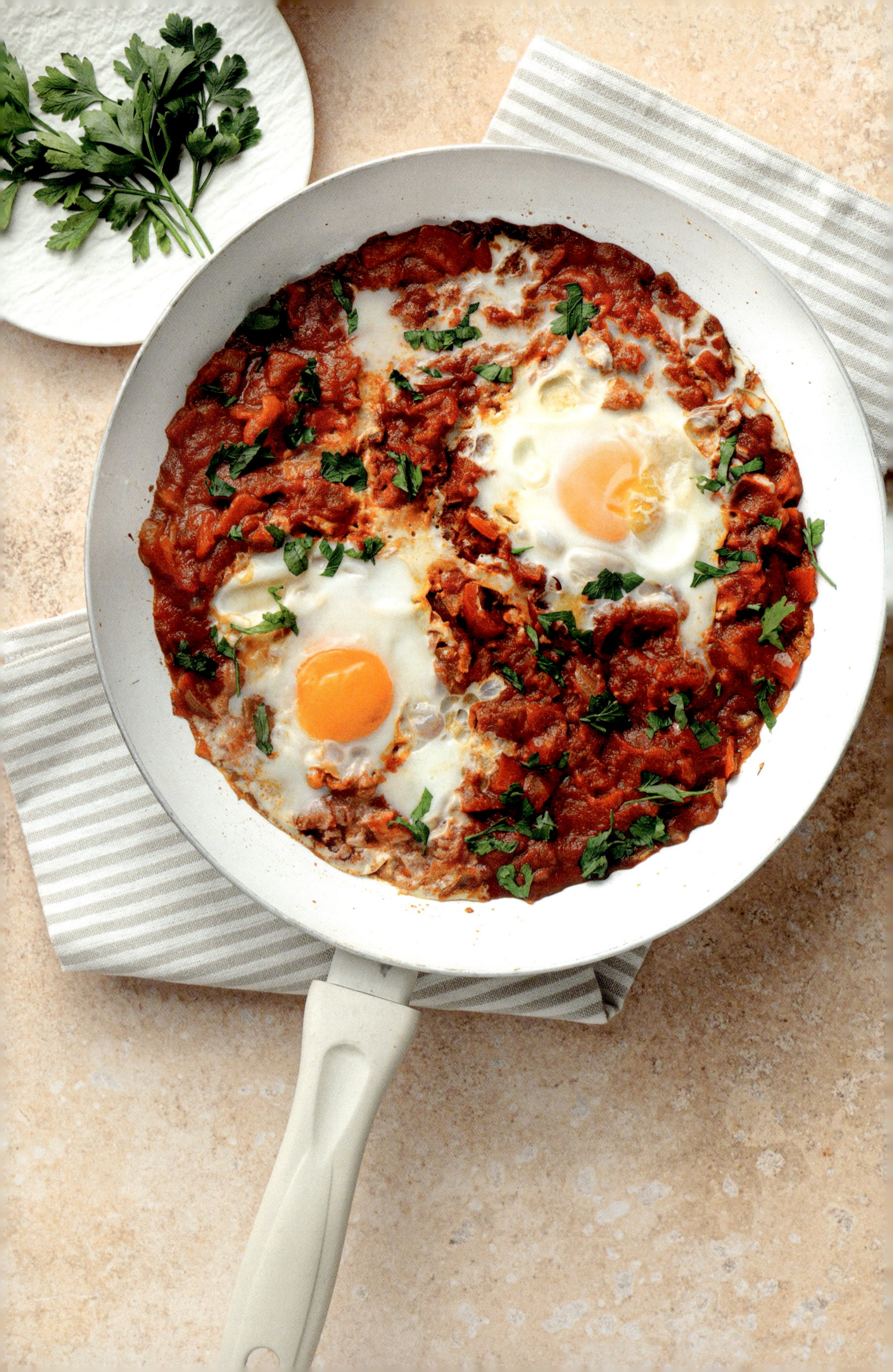

Shakshuka

30 Minuten
Portionen: 2 | Schwierigkeitsgrad: ●● | vegetarisch

1 rote Paprika
½ Zwiebel
1 Knoblauchzehe
½ Bund Koriander
½ Bund Petersilie
1 TL Kokosöl
½ TL gemahlener Kreuzkümmel
1 TL Chilipulver
1 TL Paprikapulver
1 EL Tomatenmark
400 g gehackte Tomaten (aus dem Tetrapack)
Salz
Pfeffer
2–4 Eier (Gr. M)

→ Paprika halbieren, entkernen, waschen und würfeln. Zwiebel schälen und fein würfeln. Knoblauch schälen und fein hacken. Kräuter waschen, trocken schütteln und getrennt voneinander hacken.

→ Das Kokosöl in einer Pfanne erhitzen, die Zwiebel darin glasig andünsten. Den Knoblauch dazugeben.

→ Gewürze, Tomatenmark und Paprika hinzugeben und etwa 3 Minuten mitdünsten, dann Tomaten und Koriander in den Topf geben. Aufkochen lassen, dann 10 Minuten bei leichter Hitze köcheln lassen.

→ Tomatensugo mit Salz und Pfeffer abschmecken, dann mit einem Löffel zwei oder vier kleine Mulden, je nach Anzahl der verwendeten Eier, in die Masse im Topf drücken und jeweils 1 Ei hineingleiten lassen. Den Deckel auflegen und etwa 5 Minuten weitergaren, bis das Eiweiß gestockt ist. Mit Petersilie bestreut servieren.

Variation

Shakshuka de luxe: *Bereite das Rezept wie oben beschrieben zu, gib aber mit der Paprika zudem 1 gewürfelte Aubergine in die Pfanne. Kurz vor dem Servieren noch 150 g frischen Spinat auf das Gericht geben und bei geschlossenem Deckel 1 Minute weiterdünsten, bis der Spinat zusammengefallen ist. Als krönenden Abschluss mit je 1 Esslöffel Tahini servieren.*
Mit Räucherpaprika: *Gib für eine rauchige Note ½ Teelöffel mit den anderen Gewürzen hinzu.*
Mit Harissa: *1 Teelöffel verleiht eine angenehme Schärfe.*
Mit Zatar: *1 Teelöffel der Kräutermischung bringt noch mehr Aroma und Würze.*
Mit Kurkuma: *¼ Teelöffel vertieft den Geschmack und bringt Farbe ins Spiel.*
Mit Bio-Zitronenschale oder Zitronensaft: *½ Teelöffel abgeriebene Schale oder 1 Teelöffel Zitronensaft verleiht eine frische, spritzige Note.*

Charcuterie-Brett

Ein Charcuterie-Brett – auch als Jausenplatte oder Vesper-Brett bekannt – kann mit knusprigem Brot, vielerlei Aufstrichen, (veganem) Käse und gluten- und zuckerfreien Wurstwaren (fast) alles sein: perfekter Snack, leichtes Abendessen oder der Hit auf jeder Party. Es ist schnell gemacht, vielseitig und lecker. Auf den nächsten Seiten zeige ich dir meine liebsten Rezepte für ein schilddrüsenfreundliches Charcuterie-Brett.

Karotten-Kokos-Brot

15 Minuten (plus 55 Minuten Backzeit)
10–12 Scheiben (Kastenform 25 x 10 x 7 cm)
Schwierigkeitsgrad: ● | vegetarisch

200 g Karotten
4 Eier (Gr. M)
50 g Kokosöl
2 EL Ahornsirup
1 TL Apfelessig
100 g Kokosmehl
50 g Mandelmehl
2 EL gemahlene Leinsamen
1 TL Backpulver
½ TL Natron
½ TL Zimt
¼ TL Salz

→ Die Karotten schälen und raspeln. Den Backofen auf 180 °C Ober-/Unterhitze (160 °C Umluft) vorheizen und eine Kastenform mit Backpapier auslegen.

→ Die Eier, das zerlassene Kokosöl, Ahornsirup und Apfelessig in einer großen Schüssel verquirlen. Karottenraspel hinzufügen und gut vermischen. In einer zweiten Schüssel alle trockenen Zutaten mischen.

→ Die trockenen Zutaten zu den nassen Zutaten geben und gut verrühren. Den Teig in die vorbereitete Kastenform füllen und im vorgeheizten Ofen 50–55 Minuten goldbraun backen. Etwas abkühlen lassen, aus der Form heben und auf einem Kuchengitter vollständig auskühlen lassen.

Glutenfreie Cracker

10 Minuten (plus 20 Minuten Backzeit)
Portionen: 4 | Schwierigkeitsgrad: ● | vegan

50 g glutenfreies Mehl (z. B. Buchweizenmehl oder Hafermehl)
½ TL Backpulver
½ TL Salz
50 ml Olivenöl
1 TL Apfelessig
1 EL Sesam oder Mohn oder 1 TL Kümmel oder gehackter Rosmarin zum Bestreuen nach Belieben

→ Mehl mit Backpulver und Salz vermengen. 50 ml Wasser, das Olivenöl und den Apfelessig hinzufügen und alles zu einem glatten Teig verkneten.

→ Den Teig in zwei Teile teilen. Einen Teil pur, den anderen mit Gewürzen wie Sesam, Mohn, Kümmel oder Rosmarin weiterverarbeiten. Den Teig zwischen zwei Bögen Backpapier 2–3 mm dick ausrollen, dann kleine Quadrate oder Rechtecke schneiden und auf ein mit Backpapier ausgelegtes Backblech legen.

→ Den Backofen auf 180 °C Ober-/Unterhitze (160 °C Umluft) vorheizen und die Cracker für 15–20 Minuten backen, bis sie goldbraun und knusprig sind. Nach dem Backen abkühlen lassen und in einer luftdichten Dose aufbewahren.

Veganer Mandelkäse

10 Minuten (plus 8 Stunden Einweichzeit und 2 Stunden Kühlzeit)
Portionen: 2 | Schwierigkeitsgrad: ● | vegan

100 g Mandeln
2 EL Olivenöl
2 EL Zitronensaft
1 TL Apfelessig
1 Knoblauchzehe
½ TL Meersalz
1 EL Hefeflocken

→ Die Mandeln über Nacht in Wasser einweichen. Am nächsten Tag schälen und abtropfen lassen. Zusammen mit Olivenöl, Zitronensaft, Apfelessig, Salz, Hefeflocken und 2 Esslöffeln Wasser in einen Mixer geben. Den Knoblauch schälen, etwas zerkleinern und hinzugeben. Alles so lange mixen, bis eine glatte, cremige Konsistenz erreicht ist. Falls die Mischung zu dick ist, etwas mehr Wasser hinzufügen.

→ Die Mischung in eine Schüssel füllen und im Kühlschrank für mindestens 2 Stunden kühlen, bis sie fest wird.

Sonnenblumenkern-butter

20 Minuten | 250 g | Schwierigkeitsgrad: ● | vegan

200 g Sonnenblumenkerne
1–2 EL Olivenöl (optional)
¼ TL Meersalz
1 TL Ahornsirup (optional)

TIPP

Luftdicht verschlossen in einem sauberen Glas hält sich die Butter bis zu 2 Wochen im Kühlschrank.

→ Sonnenblumenkerne in einer Pfanne ohne Fett unter Rühren rösten, bis sie duften und goldbraun werden. Anschließend abkühlen lassen. In einer Küchenmaschine 5–10 Minuten auf hoher Stufe mixen, bis das Öl der Kerne freigesetzt und die Masse butterartig wird. 1–2 Esslöffel Olivenöl, Meersalz und nach Belieben den Ahornsirup hinzufügen und weitermixen, bis die Masse cremig ist.

Kürbiskernpesto

10 Minuten
Portionen: 2 | Schwierigkeitsgrad: ● | vegan

50 g Kürbiskerne
30 g Basilikumblätter
1 kleine Knoblauchzehe
1–2 EL Zitronensaft
¼ TL Meersalz
30 ml Olivenöl
1 EL Hefeflocken (optional)

TIPP

Luftdicht verschlossen in einem sauberen Glas hält sich das Pesto bis zu 1 Woche im Kühlschrank.

→ Die Kürbiskerne in einer Pfanne bei mittlerer Hitze ohne Öl unter Rühren rösten, bis sie duften und Farbe annehmen. Basilikum waschen und trocken tupfen. Die Knoblauchzehe schälen und hacken.

→ Kürbiskerne, Basilikumblätter, Knoblauch, Zitronensaft, Meersalz und Olivenöl im Mixer cremig mixen. Bei Bedarf noch etwas mehr Olivenöl zugeben. Nach Belieben die Hefeflocken hinzufügen und mit Salz und Zitronensaft abschmecken.

Hummus mit schwarzen Oliven

10 Minuten | Portionen: 2 | Schwierigkeitsgrad: ● | vegan

100 g Kichererbsen (aus dem Glas)
1 kleine Knoblauchzehe
30 g schwarze Oliven ohne Stein
1 EL Tahini (Sesampaste)
1 EL Olivenöl
½ EL Zitronensaft
¼ TL Meersalz
weiteres Olivenöl und schwarze Oliven zum Garnieren

→ Die Kichererbsen in ein Sieb geben, abspülen und abtropfen lassen. Knoblauch schälen und hacken.

→ Alle Zutaten mit einem Stabmixer cremig pürieren. Bei Bedarf etwas Wasser zufügen, bis die gewünschte Konsistenz erreicht ist. Mit Salz und Zitronensaft abschmecken.

→ Hummus mit einem Spritzer Olivenöl und eventuell gehackten schwarzen Oliven garnieren.

TIPP

Luftdicht verschlossen in einem sauberen Glas hält sich das Hummus bis zu 3 Tage im Kühlschrank.

Cashew-Creme

10 Minuten (plus 8 Stunden Einweichzeit)
Portionen: 4 | Schwierigkeitsgrad: ● | vegan

½ Tasse Cashewkerne
½ Zitrone
½ TL Knoblauchpulver
½ TL Hefeflocken
1 Prise Salz

→ Die Cashewkerne in eine Schale geben und über Nacht in kaltem Wasser einweichen. Am nächsten Tag in ein Sieb geben und abtropfen lassen.

→ Die Zitrone auspressen. Beides zusammen mit Knoblauchpulver, Hefeflocken, Salz und 4 Esslöffeln Wasser in einen Mixer oder eine Küchenmaschine geben und cremig pürieren.

TIPP

Luftdicht verschlossen in einem sauberen Glas hält sich die Creme bis zu 5 Tage im Kühlschrank.

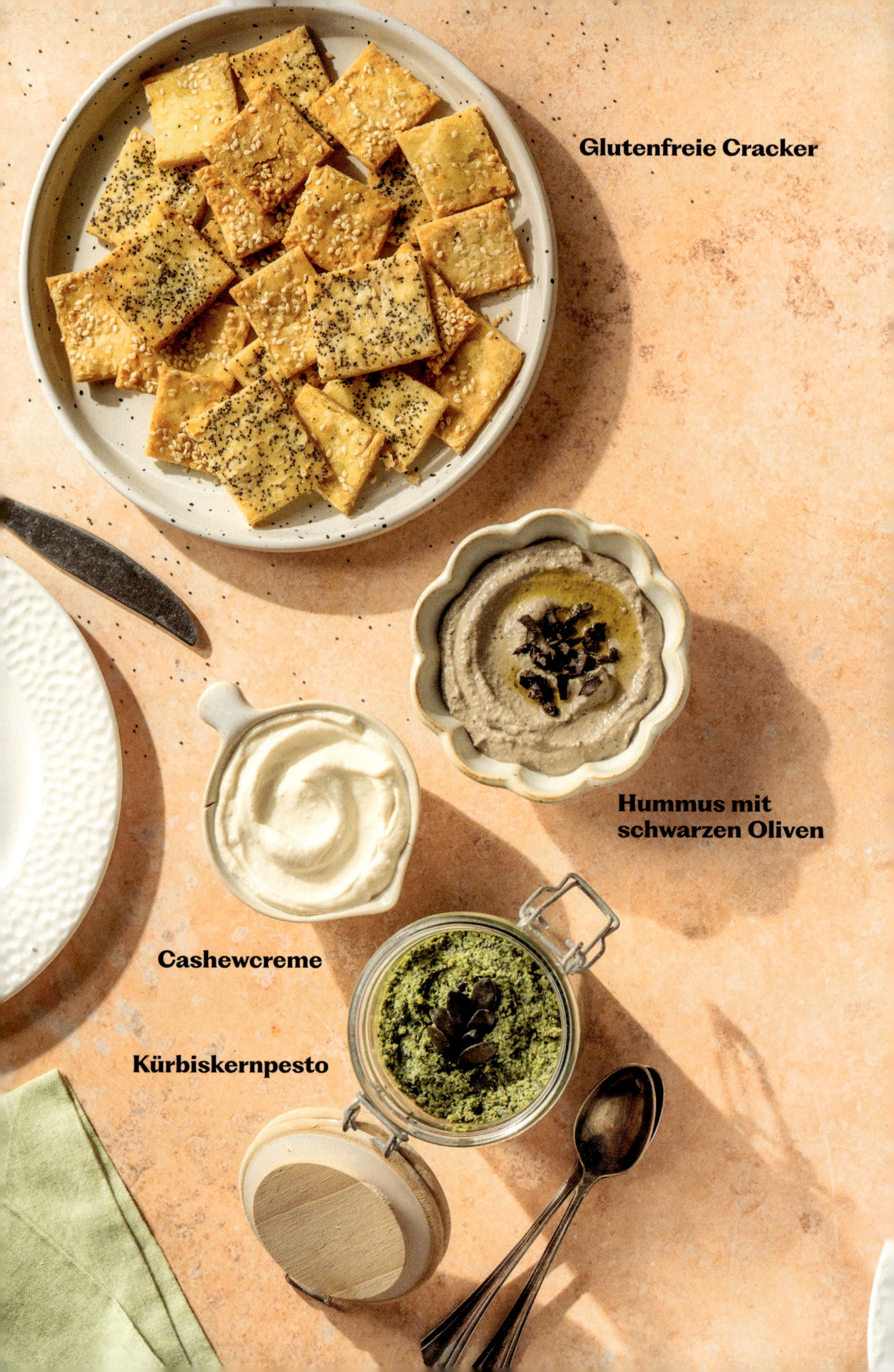
Glutenfreie Cracker
Hummus mit schwarzen Oliven
Cashewcreme
Kürbiskernpesto

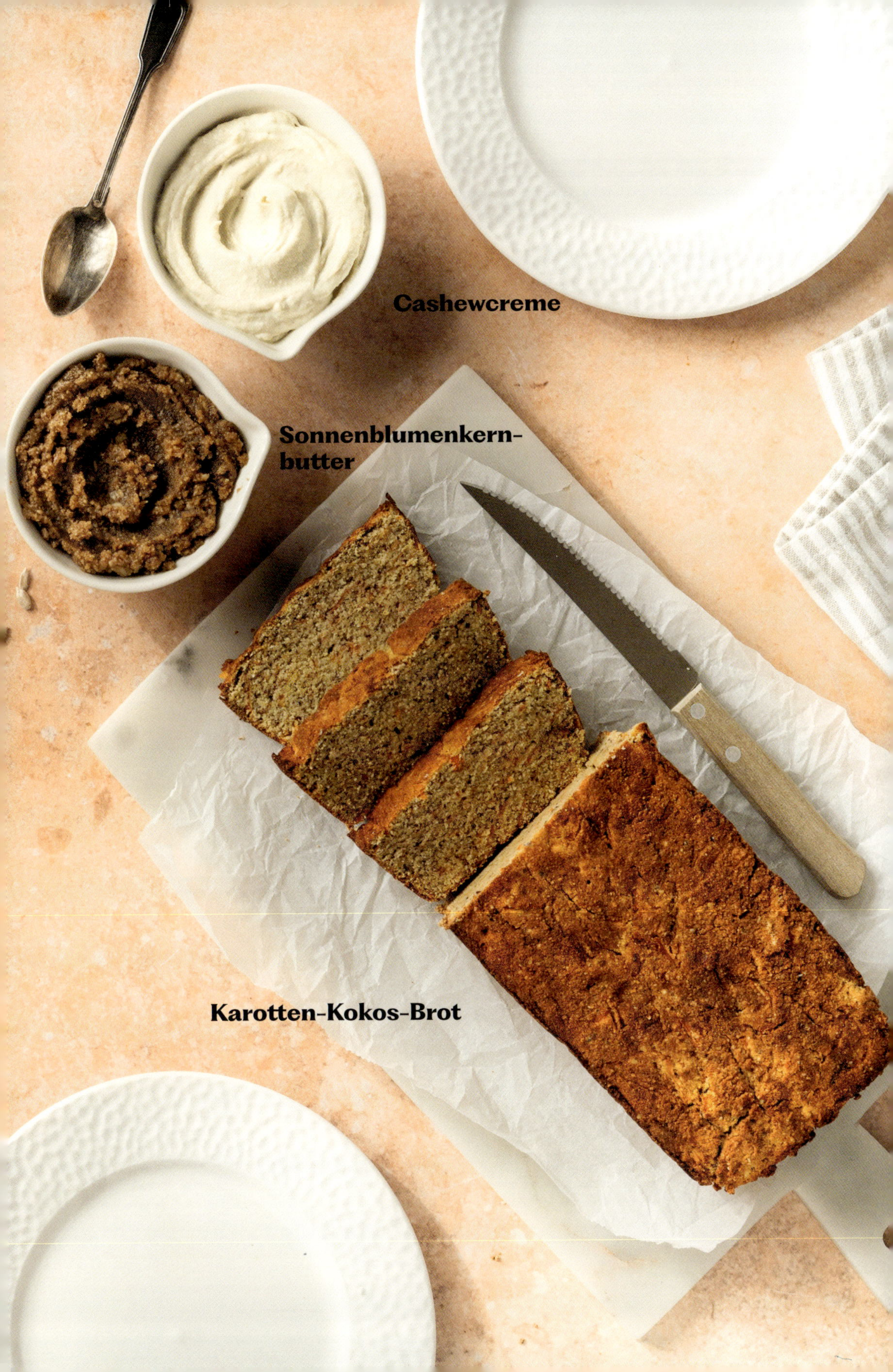
Cashewcreme
Sonnenblumenkern-
butter
Karotten-Kokos-Brot

Auberginen-Röllchen mit Pinienkernen

20 Minuten
Portionen: 2 – 3 | Schwierigkeitsgrad: ● | vegan

50 g Pinienkerne
1 große Aubergine
2 EL Olivenöl
100 g Babyspinat
Salz
Pfeffer
1 TL Oregano

→ Die Pinienkerne in einer Pfanne ohne Öl unter Rühren goldbraun rösten. Dann in eine Schale umfüllen und abkühlen lassen.

→ Die Aubergine waschen und putzen. Längs in dünne Scheiben schneiden. In einer Pfanne im heißen Olivenöl anbraten. Dann auf einen Teller geben. Den Spinat in die Pfanne geben und darin kurz anbraten. Mit Salz, Pfeffer und Oregano würzen.

→ Jeweils etwas Spinat und Pinienkerne auf die Auberginenscheiben geben und aufrollen. Die Röllchen auf einem Teller anrichten und servieren.

Variation

Statt der Auberginen kannst du auch eine Zucchini längs in dünne Streifen schneiden. Und wenn du keine Pinienkerne hast, schmecken auch geröstete Sonnenblumenkerne.

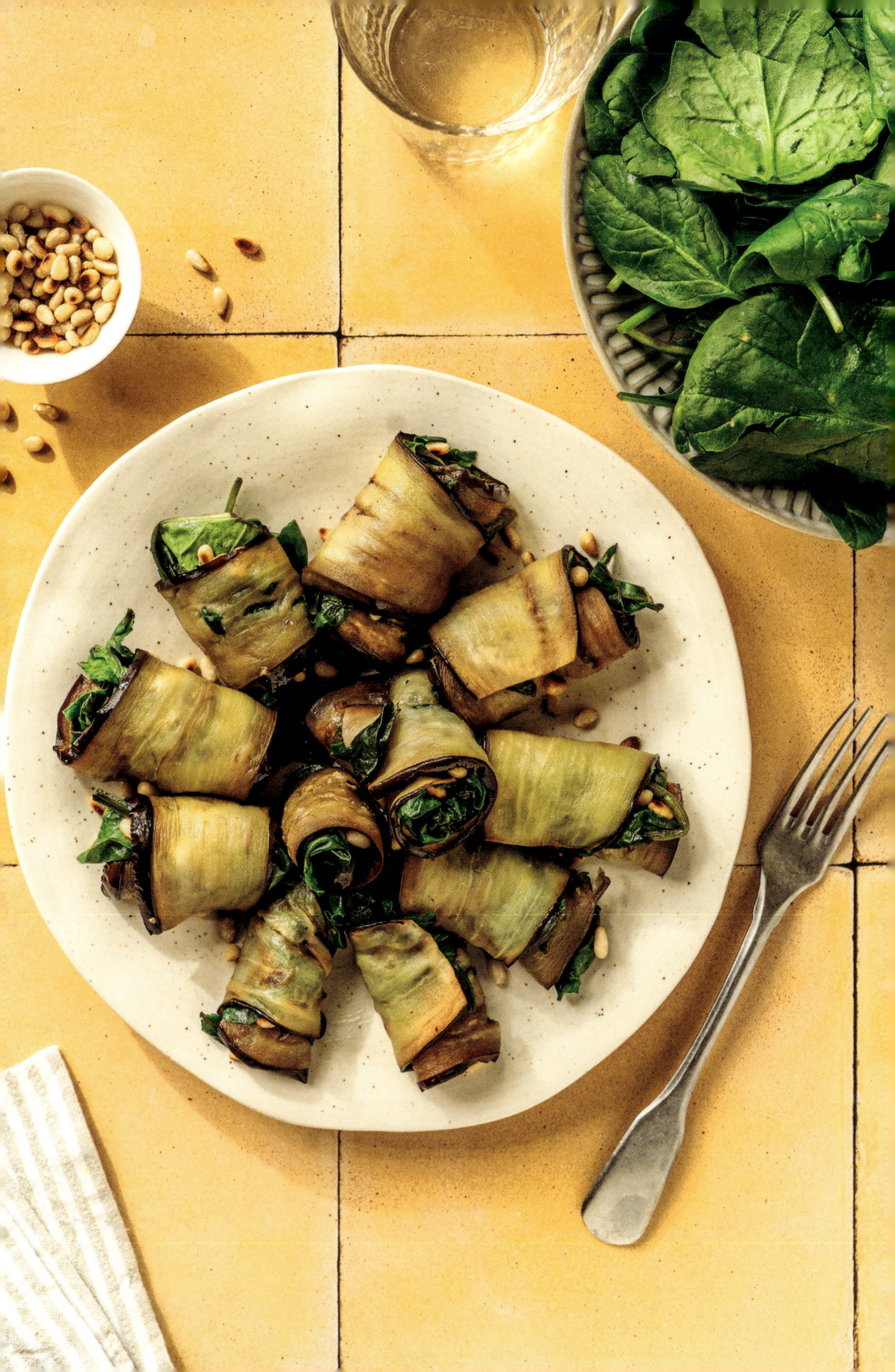

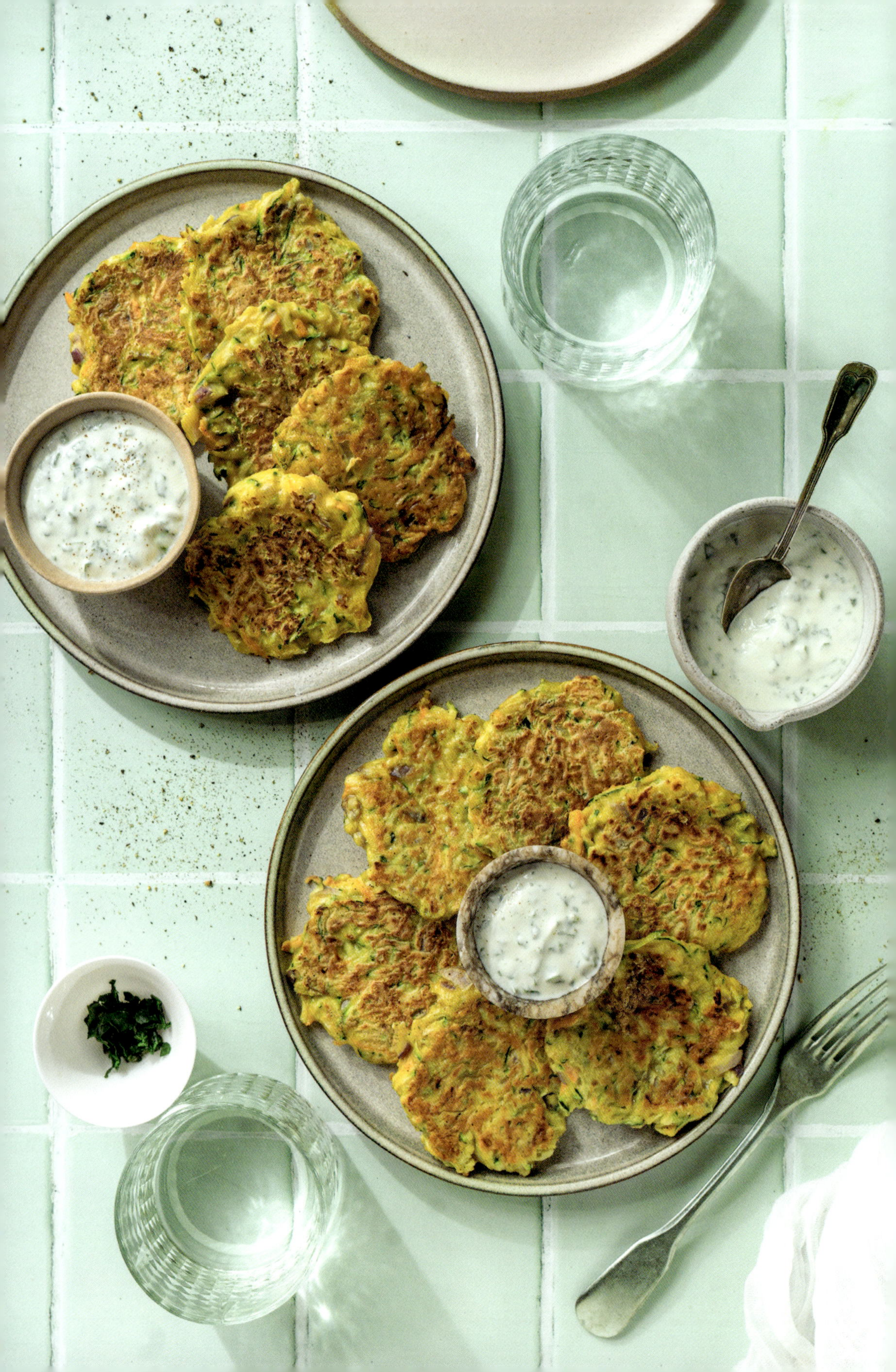

Zucchini-Puffer mit Kräuterdip

30 Minuten
Portionen: 2 – 3 | Schwierigkeitsgrad: ●● | vegetarisch

2 Zucchini
1 Karotte
1 kleine rote Zwiebel
1 Knoblauchzehe
½ Bund Petersilie
2 Eier (Gr. M)
4 EL Kichererbsenmehl
Salz
Pfeffer
1 TL Kurkumapulver
1 TL gemahlener Kreuzkümmel
1–2 EL Sonnenblumenöl
100 g veganer Kokos-Naturjoghurt

→ Zucchini und Karotte bei Bedarf schälen und raspeln, Zwiebel und Knoblauch schälen und fein hacken. Petersilie waschen, trocken schütteln und ebenfalls fein hacken.

→ Zucchini- und Karottenraspel in eine Schüssel geben. Mit Eiern, Kichererbsenmehl, Salz und Gewürzen mischen.

→ Das Öl in einer Pfanne erhitzen und aus der Masse kleine Puffer goldgelb ausbacken.

→ Für den Dip Kokosjoghurt mit gehackter Petersilie und Knoblauch verrühren. Die Puffer mit dem Kräuterdip servieren.

Avocado-Caprese

10 Minuten
Portionen: 2 | Schwierigkeitsgrad: ● | vegan

2 Tomaten
100 g vegane Mozzarella-Alternative
1 reife Avocado
2 EL Olivenöl
Salz und Pfeffer
½ Bund Basilikum

→ Die Tomaten waschen und in Scheiben schneiden. Den veganen Mozzarella ebenfalls in Scheiben schneiden. Die Avocado halbieren, den Kern entfernen und das Fruchtfleisch aus der Schale lösen. In Scheiben schneiden und abwechselnd mit Tomaten- und Mozzarellascheiben dachziegelartig auf einem Teller anrichten.

→ Alles mit Olivenöl beträufeln und mit Salz und Pfeffer würzen. Das Basilikum waschen und trocken schütteln. Die Blätter über dem Caprese verteilen und servieren.

Avocado-Creme auf Süßkartoffel

15 Minuten (plus 20 Minuten Garzeit)
Portionen: 2 | Schwierigkeitsgrad: ● | vegan

1 große Süßkartoffel (ca. 250 g)
1 EL Olivenöl
Salz
Pfeffer
1 reife Avocado
½ Limette
1 kleine Knoblauchzehe
3 Stängel Koriander oder Petersilie
1 Prise Chiliflocken (optional)

→ Die Süßkartoffel waschen und in etwa 1 cm dicke Scheiben schneiden. Mit Olivenöl bestreichen, salzen und pfeffern. Entweder auf dem Grill auf jeder Seite 5–7 Minuten grillen, bis die Scheiben weich und leicht gebräunt sind, oder im Ofen bei 200 °C Ober-/Unterhitze (180 °C Umluft) etwa 20 Minuten backen, dabei nach 10 Minuten wenden.

→ Die Avocado halbieren, das Fruchtfleisch in eine Schale geben. Limette auspressen, Saft dazugeben und beides zu Mus drücken. Knoblauch schälen und dazupressen, die Kräuter hacken und unterrühren. Mit Salz, Pfeffer und nach Belieben Chiliflocken vermengen. Auf den Süßkartoffelscheiben anrichten.

Schwangere Avocados

20 Minuten (plus 20 Minuten Kochzeit und 8 Minuten Backzeit)
Portionen: 2 – 3 | Schwierigkeitsgrad: ●● | mit Geflügel

300 g Hähnchenbrustfilet
Salz
2 Knoblauchzehen
2 EL Olivenöl
1 l glutenfreie Gemüsebrühe
½ TL Chilipulver
1 TL edelsüßes Paprikapulver
Pfeffer
3 Avocados
1 Limette
½ Bund Petersilie
8 EL Kokosmilch

→ Hähnchenbrustfilet abspülen und trocken tupfen. Leicht salzen. Den Knoblauch schälen und klein hacken.

→ Das Olivenöl in einer tiefen Pfanne erhitzen. Erst den Knoblauch darin anbraten, dann das Hähnchenfleisch hinzugeben und auf jeder Seite 2 Minuten braten. Mit der Gemüsebrühe aufgießen, bis das Fleisch komplett bedeckt ist. Den Deckel auflegen, alles aufkochen und bei kleiner Hitze 20 Minuten köcheln lassen.

→ Den Backofen auf 180 °C Ober-/Unterhitze (160 °C Umluft) vorheizen. Das Fleisch in eine Schale geben und mit zwei Gabeln in Fasern zerteilen. Mit Chili, Paprika, etwas Salz und Pfeffer würzen.

→ Avocados halbieren, die Schale dran lassen, den Kern entfernen und mit dem Hühnchenfleisch füllen. Für 8 Minuten in den Ofen geben.

→ In der Zwischenzeit die Limette auspressen und die Petersilie waschen, trocken schütteln und hacken. Beides mit der Kokosmilch zu einer Sauce verrühren. Die Sauce über die fertigen Avocados geben und genießen.

TIPP

Die Hühnerbrühe ist zu schade zum Wegschütten. Einfach abkühlen lassen, tiefkühlen und bei der nächsten Suppe als Grundlage verwenden.

Spinatsalat mit Avocado-Dressing

15 Minuten | Portionen: 2 | Schwierigkeitsgrad: ● | vegan

½ Packung Babyspinat
1 Karotte
¼ Gurke
½ Avocado
½ Orange
1 Handvoll grüne Oliven
2 EL Olivenöl
2 EL Apfelessig
Salz, Pfeffer

→ Babyspinat waschen und trocken schleudern. Die Karotte schälen und raspeln. Die Gurke würfeln. Spinat, Karotte, Gurke und Oliven in eine Schüssel geben.

→ Die Orange auspressen, das Fruchtfleisch der Avocado herauslösen. Beides mit Olivenöl, Essig und 2 Esslöffeln Wasser mit dem Stabmixer pürieren. Mit Salz und Pfeffer abschmecken und dann mit dem Salat vermengen.

Spargel-Salat mit Avocado

35 Minuten | Portionen: 2 | Schwierigkeitsgrad: ●● | vegan

4 EL Rotweinessig
4 EL Olivenöl
½ Bund Gartenkräuter nach Belieben (z. B. Petersilie, Schnittlauch, Dill)
1 Frühlingszwiebel
Salz
½ Bund grüner Spargel
½ Eisbergsalat
½ kleine Gurke
1 Karotte
1 Avocado

→ Essig mit Olivenöl verrühren. Die Kräuter waschen, trocken schütteln und hacken. Frühlingszwiebel putzen und in feine Ringe schneiden. Beides zum Dressing rühren und mit Salz abschmecken.

→ Den Spargel im unteren Drittel schälen, holzige Enden entfernen und die Stangen in mundgerechte Stücke schneiden. Etwas gesalzenes Wasser aufkochen und den Spargel darin 2 Minuten blanchieren, dann abgießen.

→ Eisbergsalat putzen, die Blätter in Streifen schneiden. Die Gurke in Scheiben schneiden, Karotte schälen und raspeln. Avocado halbieren, das Fruchtfleisch in Scheiben schneiden. Alle Zutaten in eine große Schüssel geben und mit dem Dressing vermischen.

Quinoa-Gemüse-Salat

30 Minuten (plus 15 Minuten Kochzeit)
Portionen: 2 – 3 | Schwierigkeitsgrad: ● | vegan

100 g Quinoa
Salz
1 rote Paprika
½ Gurke
1 Karotte
1 Frühlingszwiebel
1 Zitrone
½ Bund Petersilie
3 EL Olivenöl
Pfeffer

→ Quinoa unter fließendem warmem Wasser in einem feinen Sieb gut abspülen, anschließend in 300 ml leicht gesalzenem Wasser aufkochen. Dann die Hitze reduzieren und in etwa 15 Minuten gar kochen, bis das Wasser aufgenommen wurde. Danach mit einer Gabel auflockern und abkühlen lassen.

→ Paprika halbieren, putzen, waschen und in kleine Würfel schneiden. Die Gurke nach Belieben schälen und klein würfeln. Die Karotte schälen, in feine Stifte hobeln und klein würfeln. Die Frühlingszwiebel putzen und in dünne Ringe schneiden.

→ In einer großen Schüssel die abgekühlte Quinoa mit der roten Paprika, Gurke, Karotte und Frühlingszwiebel vermischen.

→ Für das Dressing die Zitrone auspressen und mit dem Olivenöl verrühren. Mit Salz und Pfeffer nach Geschmack abschmecken. Zum Salat geben und alles gut vermengen. Kräuter waschen, trocken schütteln und hacken. Den Salat auf Tellern verteilen und mit Kräutern bestreut servieren.

Mediterraner Sommersalat mit gegrilltem Gemüse

30 Minuten
Portionen: 2 – 3 | Schwierigkeitsgrad: ● | vegan

1 rote Paprika
1 gelbe Paprika
1 kleine Zucchini
1 rote Zwiebel
4 EL Olivenöl
100 g Kirschtomaten
50 g Rucola
50 g schwarze Oliven
1 Knoblauchzehe
Salz
Pfeffer
1 EL Aceto balsamico
1 TL Dijon-Senf
½ Zitrone (optional)

→ Rote und gelbe Paprika halbieren, die Stiele und Kerne entfernen und die Schoten waschen. Anschließend in Streifen schneiden. Zucchini putzen und in Scheiben schneiden. Die Zwiebel schälen, halbieren und in Streifen schneiden.

→ 1 Esslöffel Olivenöl in einer Grillpfanne erhitzen und das Gemüse auf jeder Seite 5–7 Minuten darin braten, bis es weich und leicht gebräunt ist. Dann beiseitestellen.

→ Die Kirschtomaten waschen und halbieren. Den Rucola waschen, trocken schleudern und zusammen mit den Oliven und den halbierten Kirschtomaten in eine große Schüssel geben. Das leicht abgekühlte Gemüse hinzugeben.

→ Für das Dressing den Knoblauch schälen und sehr fein hacken. Mit restlichem Olivenöl, Aceto balsamico, Dijon-Senf, Salz und Pfeffer in einer kleinen Schüssel gut verrühren, dann gleichmäßig über den Salat geben.

→ Den Salat vorsichtig vermengen, damit sich das Dressing gut verteilt. Nach Belieben die halbe Zitrone auspressen und den Saft unter den Salat heben. Sofort servieren.

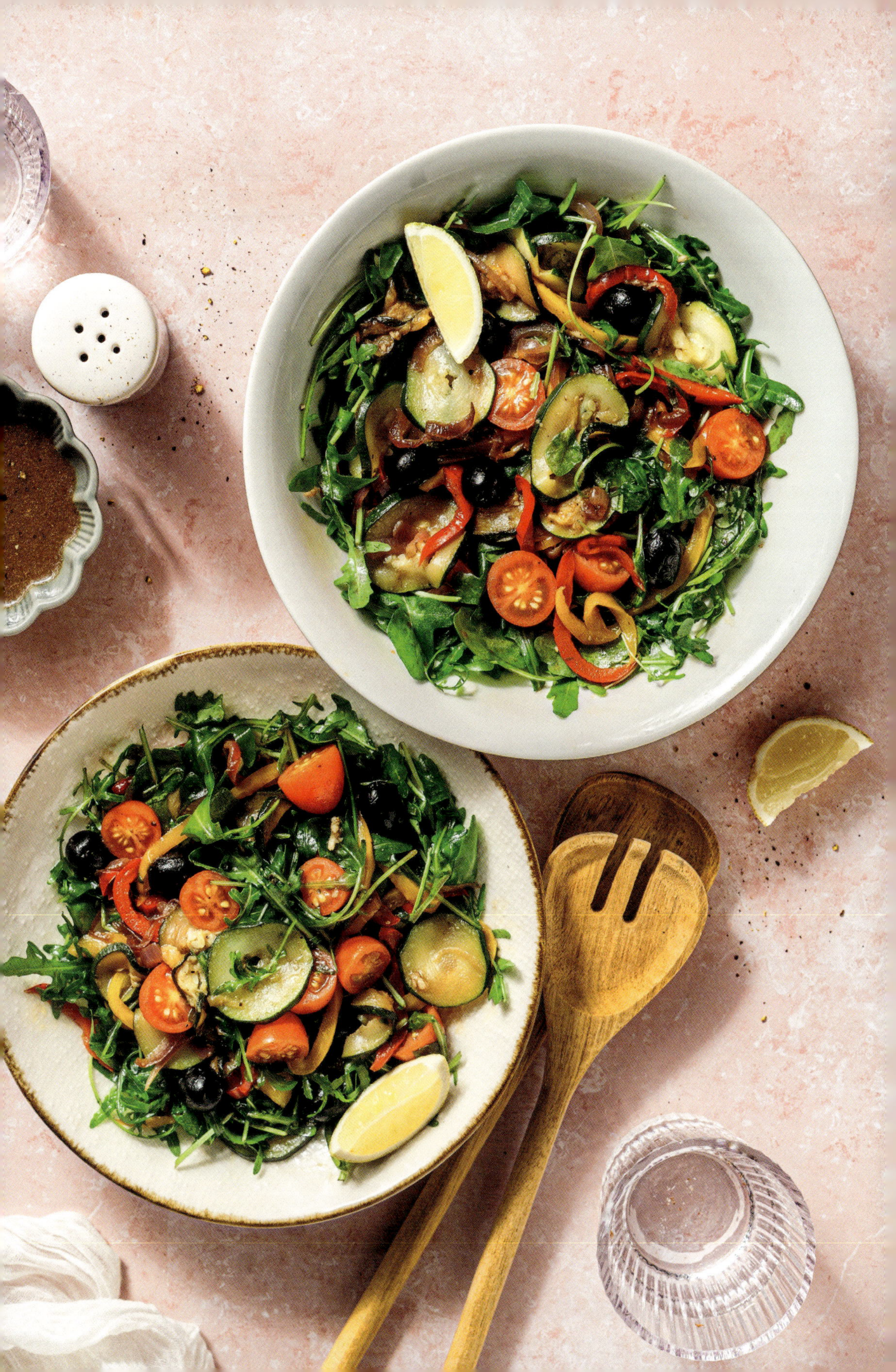

Sommersalat mit Mango, Pinienkernen und Rucola

20 Minuten
Portionen: 2 – 3 | Schwierigkeitsgrad: ●
vegan (mit Honig vegetarisch)

1 reife Mango
100 g Rucola
1 rote Paprika
½ Gurke
100 g Kirschtomaten
1 kleine rote Zwiebel
1 Bund Basilikum
50 g Pinienkerne
1 Limette
3 EL Olivenöl
1 EL Weißweinessig
1 TL Dijon-Senf
1 TL Ahornsirup (oder Honig)
Salz
Pfeffer

→ Die Mango schälen, das Fruchtfleisch vom Stein schneiden und würfeln. Rucola waschen und trocken schleudern. Die Paprika halbieren, putzen, waschen und in Streifen schneiden. Die Gurke in dünne Scheiben schneiden, Kirschtomaten halbieren. Zwiebel schälen und in feine Ringe schneiden. Basilikumblätter grob hacken. Alles in einer Schüssel mischen.

→ Die Pinienkerne in einer Pfanne ohne Fett unter Rühren goldbraun rösten, dann beiseitestellen.

→ Die Limette auspressen. Olivenöl, Weißweinessig, Limettensaft, Dijon-Senf und Ahornsirup oder Honig gut verrühren. Mit Salz und Pfeffer abschmecken, über den Salat gießen und alles gut vermengen. Den Salat auf Tellern verteilen und mit Pinienkernen bestreut servieren.

Veganer Thai-Gemüsesalat

30 Minuten
Portionen: 2 – 3 | Schwierigkeitsgrad: ● | vegan

1 Gurke
1 rote Paprika
2 Karotten
1 kleine rote Zwiebel
1 Bund Koriander
50 g Mungobohnensprossen
3 EL Sesamöl
1 Limette
1 Knoblauchzehe
2 cm Ingwer
1 TL Reisessig
1 TL Ahornsirup
Salz
Pfeffer
1 EL Sesam

→ Die Gurke nach Belieben schälen und in dünne Scheiben schneiden. Paprika halbieren, putzen, waschen und in Streifen schneiden. Die Karotten schälen und mit dem Sparschäler in dünne Streifen schneiden. Die Zwiebel schälen und fein würfeln. Koriander waschen, trocken schütteln und hacken. Die Mungobohnensprossen waschen und verlesen. Alles in einer Schüssel vermengen.

→ Die Limette auspressen. Den Saft in eine Schale geben. Knoblauch schälen und hinzupressen, Ingwer schälen und dazureiben. Reisessig, Ahornsirup, Salz und Pfeffer hinzugeben und alles gut verquirlen.

→ Sesam in einer Pfanne ohne Fett anrösten, bis die Samen Farbe bekommen und duften. Den Salat mit dem Dressing mischen, auf Tellern verteilen und mit Sesam bestreut servieren.

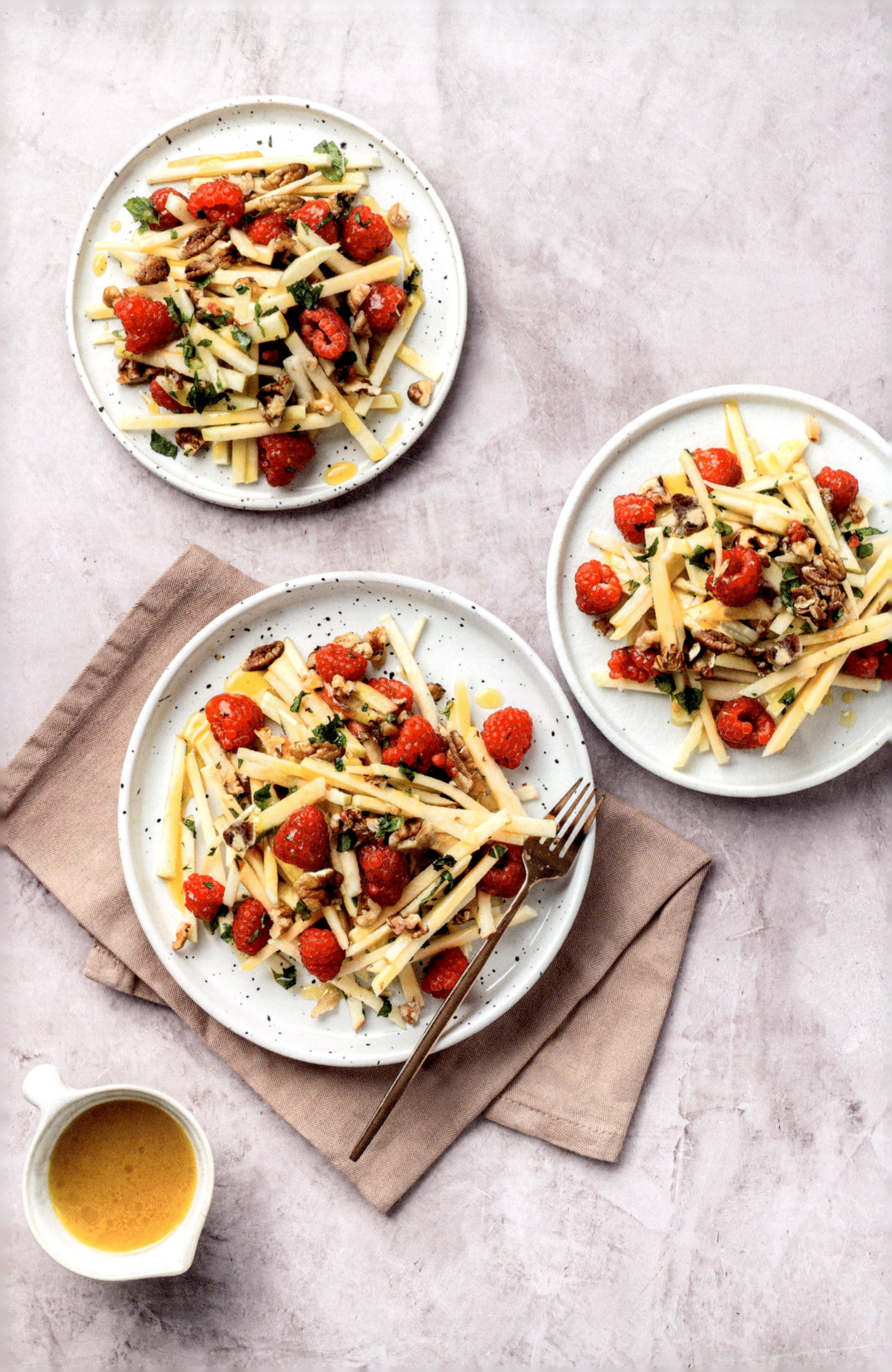

Kohlrabisalat mit Apfel und Himbeeren

15 Minuten
Portionen: 2 – 3 | Schwierigkeitsgrad: ●
vegetarisch (mit Ahornsirup vegan)

2 Kohlrabi
1 großer Apfel
50 g Pekannüsse
4 Zweige Minze
100 g frische Himbeeren
½ Zitrone
3 EL Olivenöl
1 EL Apfelessig
1 TL Dijon-Senf
1 TL Honig oder Ahornsirup (optional)
Salz
Pfeffer

→ Kohlrabi schälen und in feine Stifte schneiden. Den Apfel waschen, entkernen und das Fruchtfleisch ebenfalls in feine Stifte schneiden. Die Pekannüsse grob hacken, Minzeblätter von den Stängeln zupfen und fein hacken. Alle vorbereiteten Zutaten in einer Schüssel mischen. Die Himbeeren vorsichtig waschen und abtropfen lassen.

→ Die Zitrone auspressen und den Saft mit Olivenöl, Apfelessig, Senf und Honig oder Ahornsirup verquirlen. Mit Salz und Pfeffer abschmecken.

→ Den Salat mit den Himbeeren auf Tellern verteilen. Mit Dressing beträufelt servieren.

TIPP

Dieser frische und fruchtige Salat eignet sich hervorragend als Beilage oder als leichte Hauptmahlzeit an warmen Tagen.

Asiatischer Hähnchen-Reisnudelsalat

40 Minuten
Portionen: 2 – 3 | Schwierigkeitsgrad: ● | mit Geflügel

200 g Hähnchenbrustfilet
Salz
Pfeffer
1 EL Sonnenblumenöl
100 g Reisnudeln
je 1 rote und gelbe Paprika
1 kleine Karotte
50 g Mungobohnen-sprossen
1 kleine rote Zwiebel
1 Bund Koriander
1 Limette
1 Knoblauchzehe
2 cm Ingwer
3 EL Sesamöl
2 EL Reisessig
1 TL Honig

→ Hähnchenbrustfilet abspülen und trocken tupfen. Leicht salzen und pfeffern. Das Sonnenblumenöl in einer Grillpfanne erhitzen und das Hähnchenfleisch auf beiden Seiten jeweils 5 Minuten gar braten. Dann abkühlen lassen und in Streifen schneiden.

→ Reisnudeln nach Packungsanweisung zubereiten, abtropfen und abkühlen lassen.

→ Paprika halbieren, putzen, waschen und in Streifen schneiden. Karotte schälen und raspeln. Mungobohnensprossen in ein Sieb geben. Abspülen und verlesen. Die Zwiebel schälen und in feine Ringe schneiden. Koriander waschen, trocken schütteln und hacken. Alle vorbereiteten Zutaten, bis auf den Koriander, in einer Schüssel mischen.

→ Die Limette auspressen. Den Saft in eine Schale geben. Knoblauch schälen und dazupressen. Ingwer schälen und dazureiben. Sesamöl, Reisessig und Honig dazugeben. Alles verquirlen und mit dem Salat vermischen. Auf Teller verteilen und mit Koriander bestreut servieren.

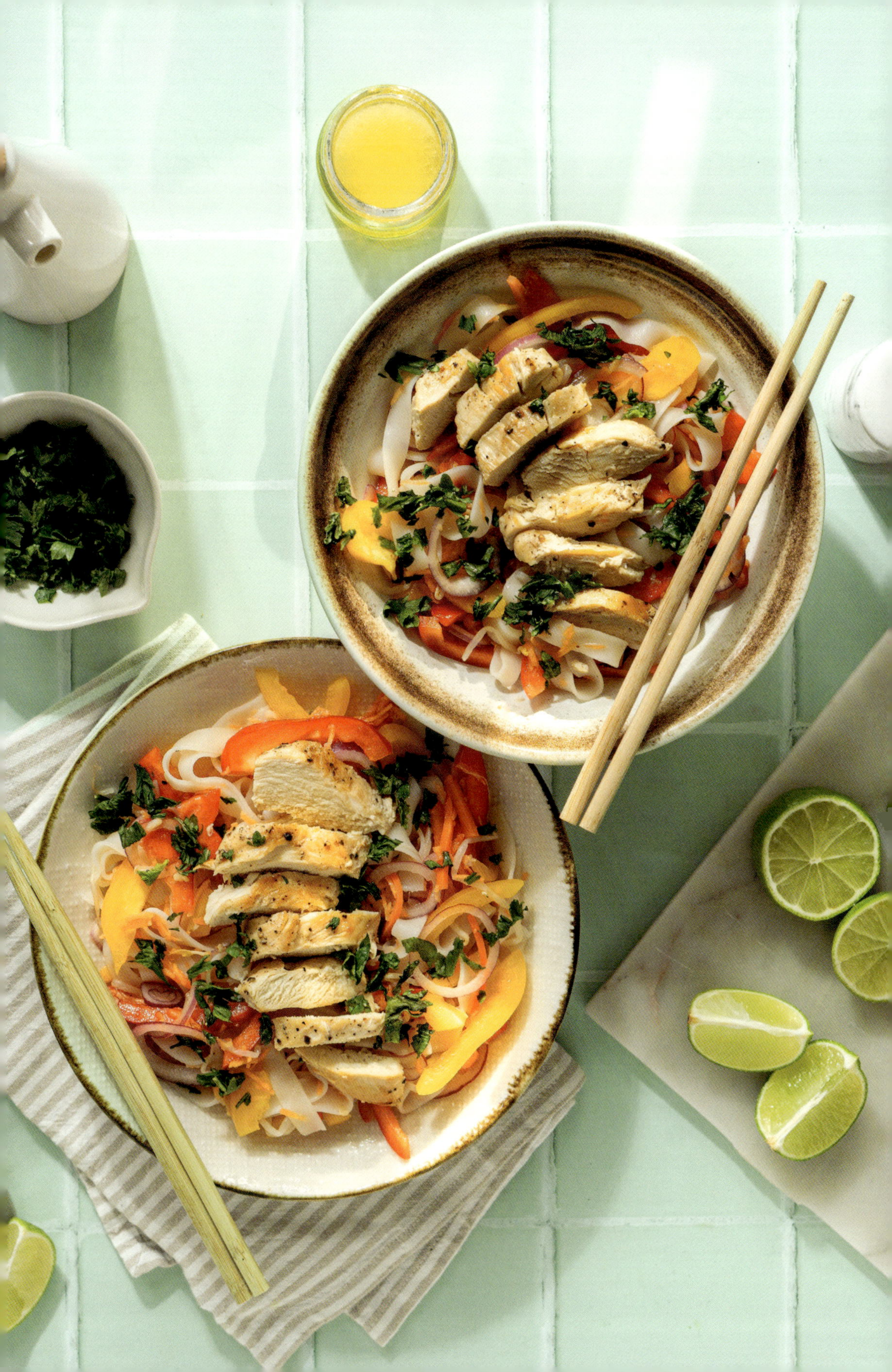

Sommerlicher Obst-Nuss-Salat mit Hähnchen

30 Minuten
Portionen: 2 – 3 | Schwierigkeitsgrad: ● | mit Geflügel

200 g Hähnchenbrustfilet
Salz
Pfeffer
5 EL Olivenöl
1 Nektarine
½ Gurke
100 g gemischte Blattsalate
50 g Erdbeeren
1 kleine rote Zwiebel
50 g gehackte Mandeln
1 Limette
1 TL Honig
1 TL Dijon-Senf
Salz
Pfeffer

→ Das Hähnchenbrustfilet abspülen, trocken tupfen und mit Salz und Pfeffer würzen. 1 Esslöffel Olivenöl in einer Grillpfanne erhitzen und das Filet darin auf beiden Seiten etwa 5 Minuten braten, bis es eine schöne Farbe bekommen hat und gar ist. Dann beiseitestellen und abkühlen lassen.

→ Die Nektarine waschen, halbieren und den Stein herauslösen. Das Fruchtfleisch in Scheiben schneiden. Die Gurke würfeln. Die Salatblätter waschen und trocken schleudern. Die Erdbeeren waschen, putzen und in Scheiben schneiden. Die Zwiebel schälen, halbieren und in feine Streifen schneiden. Die gehackten Mandeln in einer Pfanne ohne Fett goldbraun rösten, dann abkühlen lassen.

→ Das etwas abgekühlte Hähnchenbrustfilet in Streifen schneiden. Mit Nektarine, Gurke, Erdbeeren, Mandeln und Zwiebeln in eine große Schüssel geben. Den Blattsalat dazugeben.

→ Für das Dressing die Limette auspressen. 1 Esslöffel Limettensaft, 4 Esslöffel Öl mit Honig und Senf in einer kleinen Schüssel verquirlen und mit Salz und Pfeffer abschmecken. Das Dressing über den Salat geben, gut vermengen und servieren.

Lachs auf Salat

20 Minuten
Portionen: 2 | Schwierigkeitsgrad: ● | mit Fisch

1 Zwiebel
2 Lachsfilets (à 200 g)
Salz
Pfeffer
½ TL Kokosöl
150 g Eisbergsalat
150 g Rucola
10 Kirschtomaten
2 Stängel Dill
1 Bio-Zitrone
½ Knoblauchzehe
2 EL Olivenöl
1 TL Dijon-Senf
1 TL Agavendicksaft (oder Honig)
1 TL Weißweinessig
1 Prise Cayennepfeffer

→ Die Zwiebel schälen und in feine Ringe schneiden. Die Lachsfilets mit Salz und Pfeffer würzen. In einer Pfanne das Kokosöl erhitzen und die Lachsfilets darin bei mittlerer Hitze auf beiden Seiten 3–4 Minuten goldbraun braten. Während die Lachsfilets braten, die Zwiebelringe in die Pfanne geben und leicht anbraten, bis sie weich und goldbraun sind. Dann die Pfanne von der Flamme nehmen.

→ Den Eisbergsalat und Rucola waschen und trocken schleudern. Den Eisbergsalat in Streifen schneiden, Rucola verlesen. Beides in eine Schüssel geben. Die Kirschtomaten waschen, halbieren und zum Salat geben.

→ Den Dill fein hacken. Die Zitronenschale fein abreiben, die Frucht auspressen. Die Hälfte des Dills mit Zitronenschale und -saft in eine Schale geben. Den Knoblauch schälen und dazupressen. Mit Senf, Olivenöl, Essig und Agavendicksaft oder Honig zu einem Dressing verrühren. Mit Salz, Pfeffer und Cayennepfeffer abschmecken.

→ Den Salat mit dem Dressing mischen und auf Tellern verteilen. Die Lachsfilets mit den Zwiebelringen und dem restlichen Dill darauf anrichten und servieren.

TIPP

Dieser leichte und gesunde Salat lässt sich auch gut variieren. Für einen zusätzlichen Crunch kannst du geröstete Nüsse, wie z. B. Mandeln, darüberstreuen. Alternativ passt ein frisch gebackenes glutenfreies Brot wunderbar dazu!

Mangold-Kartoffel-Suppe

20 Minuten (plus 15 Minuten Kochzeit)
Portionen: 2 – 3 | Schwierigkeitsgrad: ● | vegan

200 g Mangold
300 g Kartoffeln
1 Zwiebel
2 Knoblauchzehen
1 EL Olivenöl
500 ml glutenfreie Gemüsebrühe
100 ml Kokosmilch
1 TL Paprikapulver
1 TL Ahornsirup
Salz
Pfeffer

→ Mangold waschen, abtropfen lassen und klein schneiden. Die Kartoffeln schälen und würfeln.

→ Die Zwiebel schälen und klein würfeln, Knoblauch schälen und fein hacken. Das Olivenöl in einem Topf erhitzen, Zwiebel und Knoblauch darin kurz anbraten, danach die Kartoffeln hinzufügen. Kurz mitbraten, dann die Gemüsebrühe angießen.

→ Alles aufkochen, dann die Hitze reduzieren und den Deckel auflegen. Die Suppe etwa 15 Minuten köcheln lassen, bis die Kartoffeln weich sind.

→ Mangold hinzufügen und kurz mitkochen, anschließend die Kokosmilch hinzufügen. Die Suppe pürieren und mit Paprikapulver, Ahornsirup, Salz und Pfeffer abschmecken.

Variation

Die Suppe lässt sich toll variieren. Gib zum Beispiel zu den oben genannten Zutaten noch 1 in Scheiben geschnittene Karotte, 100 g in Ringe geschnittenen Lauch, 1 Esslöffel Zitronensaft und ½ Teelöffel Kurkumapulver in die Suppe. Der Lauch wird zusammen mit Zwiebel und Knoblauch angeschwitzt. Die Karotten kommen zusammen mit den Kartoffeln hinzu. Zum Schluss wird zusätzlich zu den Gewürzen vom Rezept oben noch Zitronensaft und Kurkuma untergerührt.

Blumenkohl-Curry-Suppe

10 Minuten (plus 20 Minuten Kochzeit)
Portionen: 2 – 3 | Schwierigkeitsgrad: ●● | vegan

400 g Blumenkohl
1 Zwiebel
2 Knoblauchzehen
1 EL Kokosöl
1 EL Currypulver
500 ml glutenfreie Gemüsebrühe
100 ml Kokosmilch
1 TL Zitronensaft
1 TL Ahornsirup
Salz
Pfeffer

→ Den Blumenkohl in Röschen teilen. Zwiebel und Knoblauch schälen und hacken.

→ Das Kokosöl in einem Topf erhitzen, Zwiebel und Knoblauch darin unter Rühren anbraten, bis die Zwiebelwürfel glasig sind. Blumenkohl und Currypulver hinzufügen und kurz mitbraten.

→ Die Gemüsebrühe mit der Kokosmilch dazugießen, alles aufkochen und etwa 20 Minuten köcheln lassen, bis der Blumenkohl weich ist.

→ Die Suppe mit dem Stabmixer pürieren und mit Zitronensaft, Ahornsirup, Salz und Pfeffer abschmecken.

Variation

Blumenkohl-Curry-Suppe mit Süßkartoffeln
Bei dieser Variation kommt zusammen mit dem Blumenkohl auch 1 geschälte und in Würfel geschnittene Süßkartoffel zum Anbraten in den Topf. Zusätzlich zum Currypulver wird dann noch 1 Teelöffel Kurkumapulver hinzugegeben. Dann wird alles wie oben beschrieben gegart und püriert. Danach die farbenfrohe Suppe auf Teller verteilen und genießen.

Proteinboost mit Linsen
Mitgegarte rote Linsen liefern zusätzliche Proteine und machen die Suppe nach dem Pürieren noch sämiger.

Extra-Crunch mit Mandelsplittern
Köstlich verfeinern kannst du die Suppe mit daraufgestreuten gerösteten Mandelsplittern oder auch gerösteten Kichererbsen.

Leichte Zucchini-Cremesuppe mit Minze

25 Minuten (plus 15 Minuten Kochzeit)
Portionen: 2 – 3 | Schwierigkeitsgrad: ● | vegan

400 g Zucchini
1 weiße Zwiebel
1 kleine rote Zwiebel
2 Knoblauchzehen
1 EL Olivenöl
500 ml glutenfreie Gemüsebrühe
100 ml Kokosmilch
1 TL Zitronensaft
1 TL Ahornsirup
Salz
Pfeffer
frische Minzeblätter zum Garnieren

→ Die Zucchini waschen und würfeln. Zwiebeln und Knoblauch schälen. Die weiße Zwiebel würfeln, die rote Zwiebel in feine Ringe schneiden, den Knoblauch hacken.

→ Olivenöl in einem Topf erhitzen, weiße Zwiebel und Knoblauch darin glasig anschwitzen. Die Zucchini hinzufügen und kurz mitbraten. Gemüsebrühe und Kokosmilch hinzugießen, alles aufkochen und dann bei geschlossenem Topf und mittlerer Hitze etwa 15 Minuten köcheln lassen, bis die Zucchini weich ist.

→ Die Suppe mit einem Stabmixer pürieren und mit Zitronensaft, Ahornsirup, Salz und Pfeffer abschmecken. Auf Suppenteller oder Schalen verteilen und mit Minzeblättern garniert servieren.

Thai-Suppe mit Hähnchen und Limette

30 Minuten (plus 30 Minuten Kochzeit)
Portionen: 4 | Schwierigkeitsgrad: 2 | mit Geflügel

100 g Hähnchenbrustfilet
100 g Champignons
1 kleine Stange Lauch
je 1 rote und grüne Paprika
1 Möhre
1 große Zwiebel
2 Knoblauchzehen
1 rote Chilischote
6 cm Ingwer
2 Stängel Zitronengras
1 Bund Koriander
2 Limetten
2 EL Kokosöl
600 ml glutenfreie Gemüsebrühe
400 ml Kokosmilch
2 TL grüne Currypaste
Salz
Pfeffer

→ Das Hähnchenfleisch waschen, trocken tupfen und in kleine Stücke schneiden. Das Gemüse putzen und ebenfalls klein schneiden. Den Knoblauch schälen und pressen. Chili halbieren, entkernen und klein hacken, Ingwer schälen und fein hacken. Das Zitronengras am dickeren weißen Teil längs mehrfach einschneiden. Koriander waschen, trocken schütteln und die Blätter abzupfen. Die Limetten auspressen.

→ Das Kokosöl in einem Topf erhitzen und das Hähnchen darin scharf anbraten. Lauch, Zwiebel und Currypaste dazugeben und kurz anbraten. Die Brühe hinzugeben und aufkochen lassen.

→ Zitronengras mit Gemüse, Ingwer und Knoblauch in den Topf geben. Alles aufkochen, dann die Hitze reduzieren und 30 Minuten köcheln lassen. Kokosmilch dazugeben und aufkochen lassen. Die Suppen mit Limettensaft, Salz und Pfeffer pikant abschmecken und zum Schluss die Korianderblätter unterrühren, dabei ein paar zum Garnieren zurückbehalten.

→ Die Suppe auf Teller oder Schalen verteilen und mit Korianderblättern bestreut servieren.

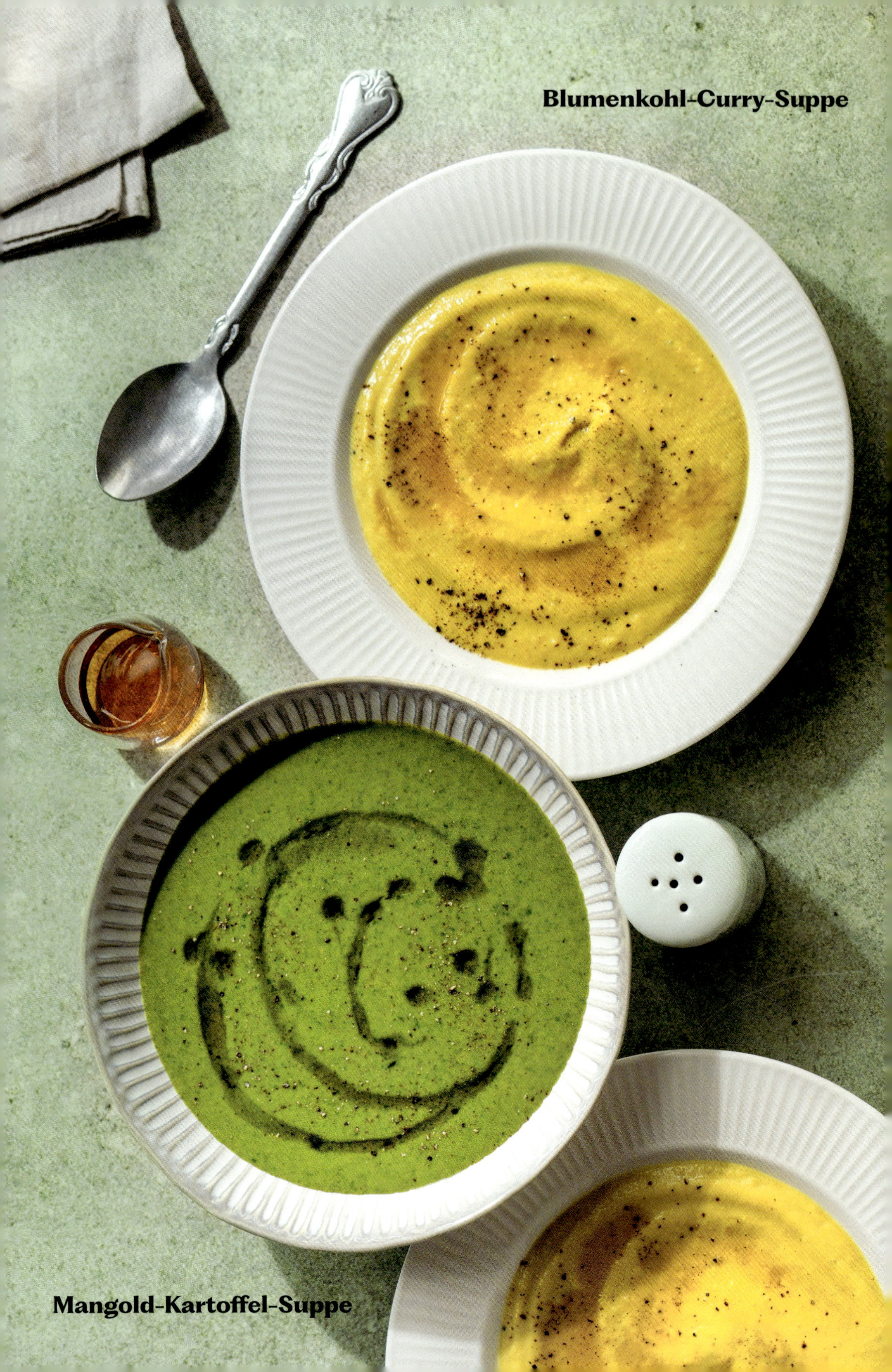

Blumenkohl-Curry-Suppe

Mangold-Kartoffel-Suppe

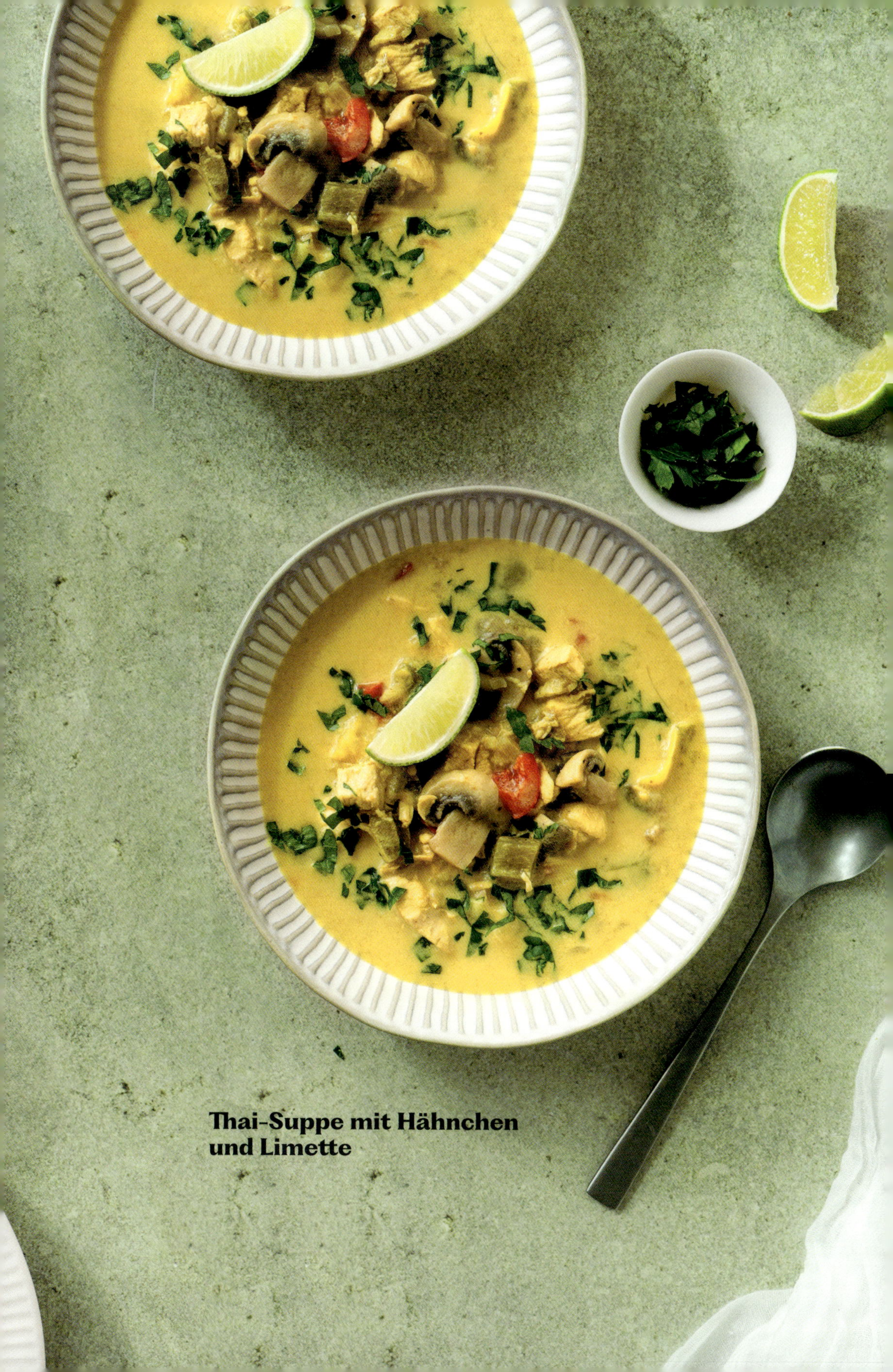

Thai-Suppe mit Hähnchen und Limette

Kürbis-Kokos-Cremesuppe

20 Minuten (plus 20 Minuten Kochzeit)
Portionen: 2 – 3 | Schwierigkeitsgrad: ● | vegan

400 g Hokkaido-Kürbis
1 Zwiebel
2 Knoblauchzehen
3 cm Ingwer
1 EL Olivenöl
400 ml Kokosmilch
300 ml glutenfreie Gemüsebrühe
1 TL Kurkumapulver
1 TL Ahornsirup
Salz
Pfeffer
½ Bund Koriander

→ Den Hokkaido-Kürbis putzen, halbieren, Kerne und Fasern mit einem Löffel entfernen und das Kürbisfleisch mit Schale würfeln. Zwiebel, Knoblauch und Ingwer schälen und hacken.

→ Olivenöl in einem Topf erhitzen, Zwiebel, Knoblauch und Ingwer darin anbraten. Den Kürbis hinzufügen und kurz mitbraten. Kokosmilch, Gemüsebrühe, Kurkuma und Ahornsirup dazugeben und alles aufkochen. Etwa 20 Minuten köcheln lassen, bis der Kürbis weich ist.

→ Die Suppe pürieren und mit Salz und Pfeffer abschmecken. Koriander waschen, trocken schütteln und die Blätter abzupfen. Die Suppe mit Koriander bestreut servieren.

TIPP

Prima Resteverwertung: Du hast noch Wurzelgemüse wie Sellerieknolle, Karotte, Petersilienwurzel oder Pastinake im Kühlschrank, was weg muss? Gib es einfach mit zur Suppe und wandle nach Belieben ab!

Rindfleisch-Gemüsesuppe mit Kürbis

30 Minuten (plus 1 Stunde 40 Minuten Kochzeit)
Portionen: 5 | Schwierigkeitsgrad: ●● | mit Fleisch

300 g Rindfleisch (z. B. Rinderschulter)
1 Zwiebel
2 Knoblauchzehen
2 Karotten
2 Stangen Staudensellerie
1 Stange Lauch
300 g Hokkaido-Kürbis
50 g grüne Bohnen
50 g TK-Erbsen
1 EL Olivenöl
1 ½ Liter Rinderbrühe (im Glas oder selbst gemacht)
1 Lorbeerblatt
1 TL Thymian
1 TL Oregano
1 TL edelsüßes Paprikapulver
1 TL Kurkumapulver
1 TL Ahornsirup
1 EL Apfelessig
Salz
Pfeffer
Petersilienblätter zum Garnieren

→ Das Rindfleisch klein würfeln. Zwiebel und Knoblauch schälen und hacken. Karotten schälen und in Scheiben schneiden. Sellerie entfädeln, dann in Scheiben schneiden, den Lauch waschen, putzen und in Ringe schneiden. Den Kürbis putzen, Kerne und Fasern mit einem Löffel entfernen und klein würfeln, die Bohnen waschen, putzen und in mundgerechte Stücke schneiden. Erbsen antauen lassen.

→ Olivenöl in einem großen Topf erhitzen. Zwiebel und Knoblauch darin anbraten, dann das Rindfleisch hinzufügen und mitbraten, bis es leicht gebräunt ist.

→ Karotten, Sellerie, Lauch, Kürbis und grüne Bohnen hinzufügen und kurz mitbraten, dann mit Rinderbrühe ablöschen. Lorbeerblatt, Thymian, Oregano, Paprikapulver und Kurkuma hinzufügen. Aufkochen, dann bei kleiner Hitze etwa 90 Minuten köcheln lassen.

→ Die Erbsen hinzufügen und weitere 10 Minuten köcheln lassen. Die Suppe mit Ahornsirup, Apfelessig, Salz und Pfeffer abschmecken. Mit frischer Petersilie garnieren und servieren.

Fischsuppe mit buntem Gemüse

30 Minuten (plus 40 Minuten Kochzeit)
Portionen: 4 | Schwierigkeitsgrad: ●● | mit Fisch und Meeresfrüchten

1 Zwiebel
2 Knoblauchzehen
2 Karotten
2 Stangen Staudensellerie
1 Lauch
1 Fenchelknolle
50 g grüne Bohnen
50 g TK-Erbsen
1 EL Olivenöl
1 l Fischfond
1 Lorbeerblatt
1 TL Thymian
1 TL ganze Fenchelsamen
1 TL edelsüßes Paprikapulver
1 TL Kurkumapulver
200 g Lachsfilet ohne Haut
100 g küchenfertige Garnelen ohne Kopf und Schale
1 EL Zitronensaft
1 TL Ahornsirup
Salz
Pfeffer
2 Dillzweige zum Garnieren

→ Zwiebel und Knoblauch schälen und hacken. Die Karotten schälen, den Staudensellerie entfädeln. Beides in dünne Scheiben schneiden. Den Lauch waschen, putzen und in dünne Ringe schneiden. Aus der Fenchelknolle den Strunk entfernen und die Knolle klein würfeln. Die Bohnen putzen und in mundgerechte Stücke schneiden, die Erbsen antauen lassen.

→ Das Olivenöl in einem großen Topf erhitzen und die Zwiebel und den Knoblauch darin unter Rühren anschwitzen. Karotten, Sellerie, Lauch, Fenchel und grüne Bohnen hinzufügen und kurz mitbraten.

→ Fischfond, Lorbeerblatt, Thymian, Fenchelsamen, Paprikapulver und Kurkuma hinzufügen. Alles aufkochen, dann die Hitze reduzieren und 30 Minuten köcheln lassen.

→ In der Zwischenzeit den Lachs würfeln und die Garnelen, falls noch nicht geschehen, entdarmen. Dafür mit einem scharfen Messer am Rücken Richtung Schwanz einschneiden und den dunklen Darm entfernen. Garnelen nochmals abspülen, dann mit Lachs und Erbsen zur Suppe geben und weitere 10 Minuten gar ziehen lassen. Mit Ahornsirup, Zitronensaft, Salz und Pfeffer abschmecken. Auf Teller verteilen und mit frischem Dill garniert servieren.

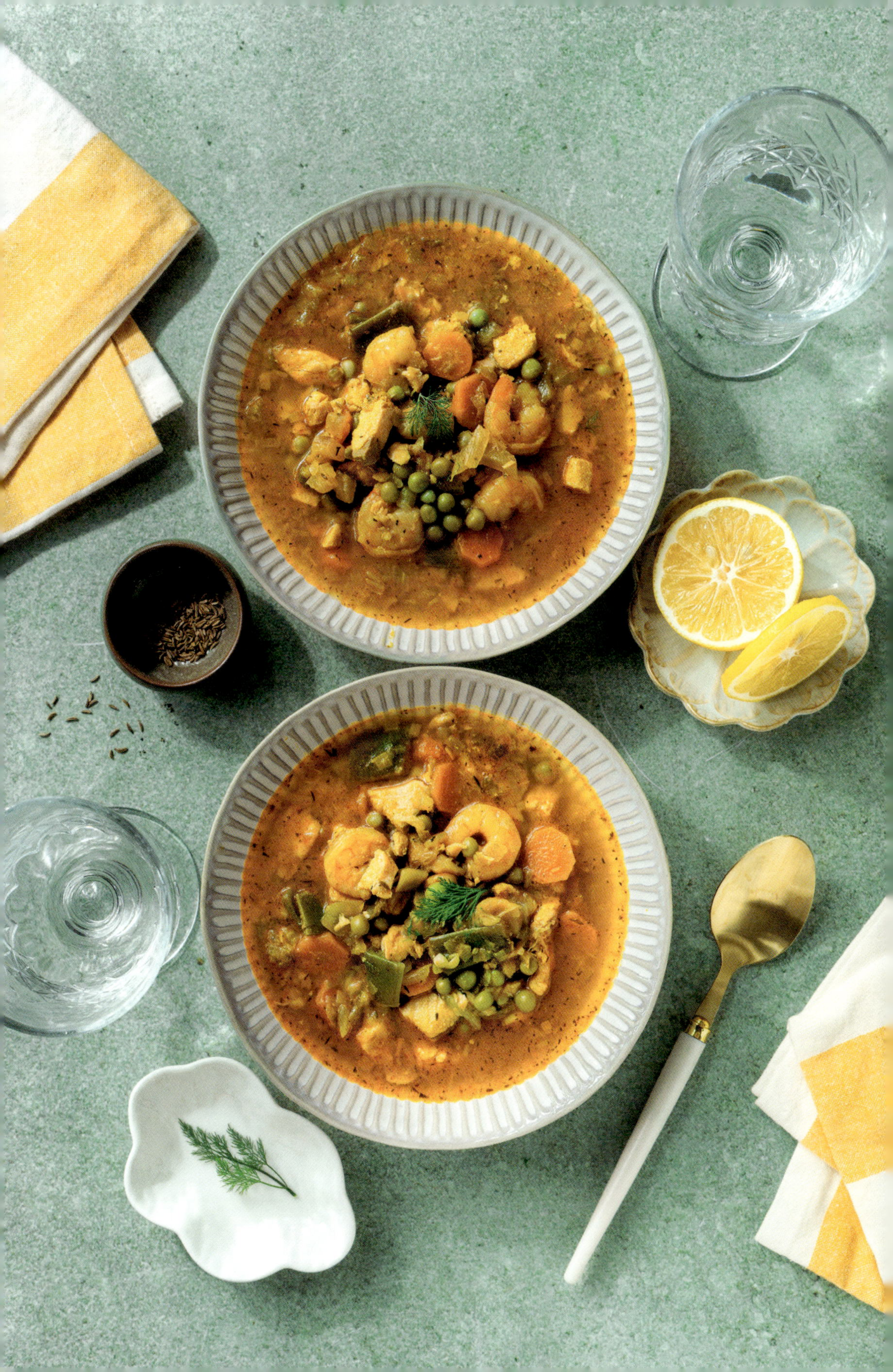

Pasta mit Brokkoli und Mandelsauce

20 Minuten (plus 15 Minuten Kochzeit)
Portionen: 2 | Schwierigkeitsgrad: ● | vegan

200 g glutenfreie Fusilli
Salz
200 g Brokkoli
1 Zwiebel
2 Knoblauchzehen
50 g Mandeln
2 EL Olivenöl
200 ml Mandeldrink
1 TL Ahornsirup
Pfeffer
1 TL Zitronensaft
1 TL edelsüßes Paprikapulver
½ Bund Petersilie

→ Die Fusilli in kochendem Salzwasser nach Packungsanweisung al dente kochen. Dann abgießen und abtropfen lassen.

→ In der Zwischenzeit den Brokkoli in kleine Röschen teilen. Zwiebel und Knoblauch schälen und hacken. Die Mandeln hacken.

→ Das Olivenöl in einer Pfanne erhitzen. Zwiebel, Knoblauch und Brokkoli unter Rühren anbraten. Die Mandeln hinzufügen und kurz mitbraten.

→ Mandeldrink, Ahornsirup, Salz, Pfeffer, Zitronensaft und Paprikapulver einrühren. Die Sauce bei mittlerer Hitze köcheln lassen, bis sie eindickt. Währenddessen die Petersilie waschen, trocken schütteln und hacken.

→ Die Fusilli mit der Sauce vermengen. Auf Teller verteilen und mit gehackter Petersilie bestreut servieren.

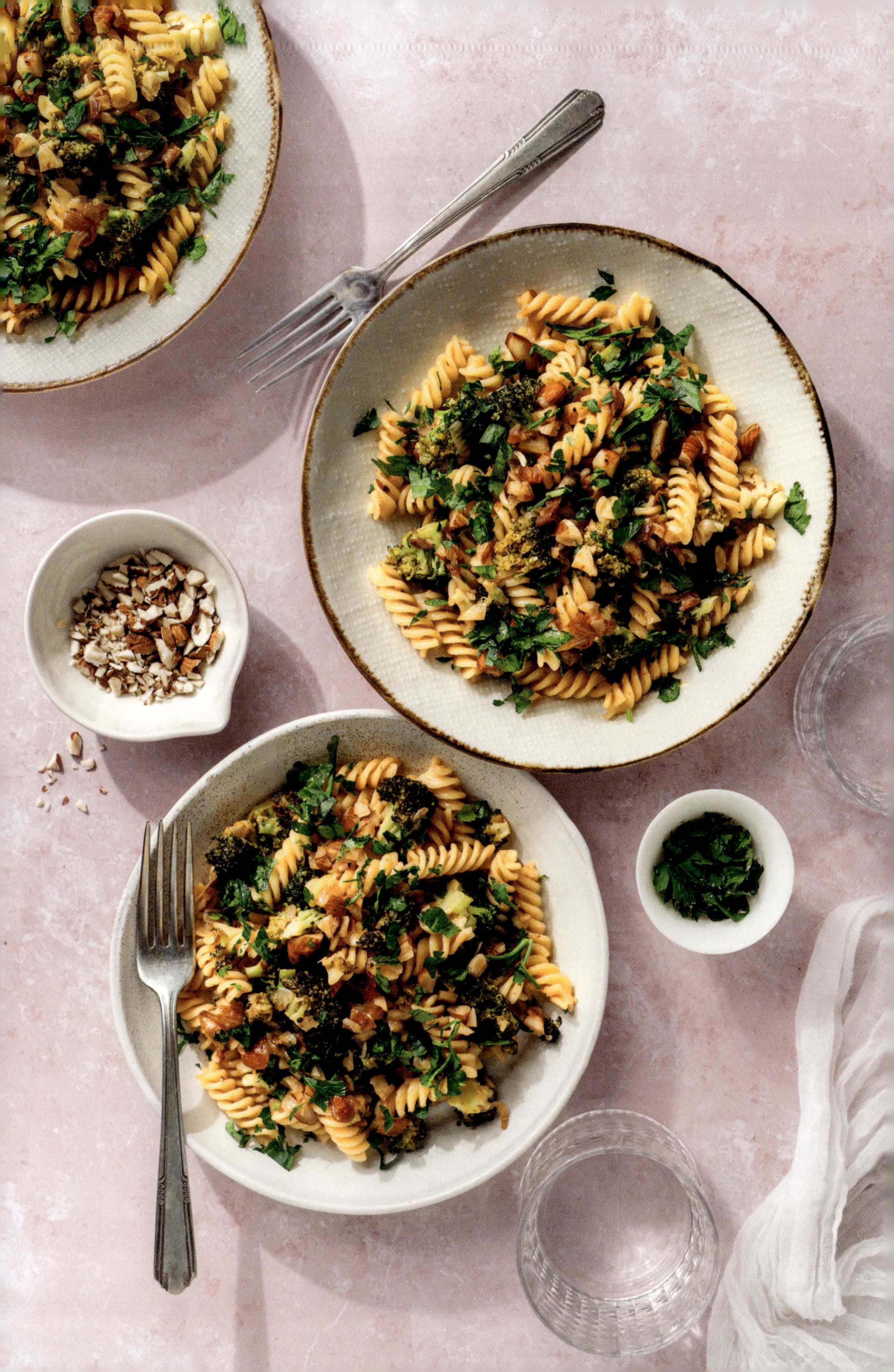

Pasta mit Avocado-Basilikum-Sauce

25 Minuten
Portionen: 2 | Schwierigkeitsgrad: ● | vegan

200 g glutenfreie Linguine
Salz
1 Handvoll Kirschtomaten
1 Bund Basilikum
2 reife Avocados
2 Knoblauchzehen
1 EL Zitronensaft
2 EL Olivenöl
1 TL Ahornsirup
Pfeffer
1 TL edelsüßes Paprikapulver
1 TL Chiliflocken (optional)

→ Die Linguine nach Packungsanweisung in leicht gesalzenem Wasser al dente kochen.

→ In der Zwischenzeit die Kirschtomaten waschen und halbieren. Basilikum waschen, trocken schütteln und grob hacken, dabei einige Blättchen zum Garnieren beiseitelegen. Knoblauch schälen und hacken.

→ Die Avocados halbieren, den Stein entfernen und das Fruchtfleisch aus den Schalen lösen. Zusammen mit Zitronensaft, Basilikum, Knoblauch, Olivenöl, Ahornsirup, etwas Salz und Pfeffer mit dem Stabmixer pürieren.

→ Die Linguine in ein Sieb abgießen und in einer Schüssel mit der Avocado-Basilikum-Sauce und den Kirschtomaten vermengen. Auf Teller verteilen, mit Paprikapulver und nach Belieben mit Chiliflocken bestreuen und mit den beiseitegelegten Basilikumblättern garniert servieren.

TIPP

Passend zu den Pastagerichten findest du hier und auf den folgenden Seiten einige Saucen-Rezepte zur Inspiration. Lass deiner Kreativität freien Lauf und ergänze oder verändere die Saucen, wie es dir gefällt. Bei dieser Avocado-Sauce können zum Beispiel geröstete Pinienkerne für Crunch und noch mehr Aroma sorgen und statt der Kirschtomaten kannst du auch eine rote Paprikaschote klein würfeln oder ein paar gebratene Garnelen darauf verteilen.

Tomatensauce

5 Minuten (plus 10 Minuten Kochzeit)
Portionen: 2 | Schwierigkeitsgrad: ● | vegan

1 Knoblauchzehe
1 Zwiebel
1 EL Olivenöl
je 1 TL getrockneter Thymian und Oregano
170 ml passierte Tomaten
Salz
Pfeffer
1 TL Ahornsirup

→ Zwiebel und die Knoblauchzehe fein hacken und im heißen Olivenöl andünsten. Die Kräuter hinzufügen, kurz anbraten, dann die passierten Tomaten hinzugießen. Mit Salz, Pfeffer, Aceto balsamico und Stevia oder Ahornsirup abschmecken und für 10 Minuten köcheln lassen.

Pilz-Zucchini-Sauce

30 Minuten | Portionen: 4 | Schwierigkeitsgrad: ● | vegan

200 g Champignons (oder andere Pilze)
1 Zucchini
1 Zwiebel
2 Knoblauchzehen
1 EL Olivenöl
200 ml Kokosmilch
100 ml glutenfreie Gemüsebrühe
2 EL Cashewmus
1 EL Zitronensaft
1 TL Dijon-Senf
½ TL getrockneter Thymian
1 Prise Muskatnuss
Salz
Pfeffer
½ Bund Petersilie

→ Die Pilze putzen, abreiben und in Scheiben schneiden. Die Zucchini waschen und würfeln. Zwiebel und Knoblauch schälen und hacken.

→ In einer großen Pfanne das Olivenöl erhitzen. Zwiebel und Knoblauch darin glasig anbraten. Pilze und Zucchini hinzufügen und bei mittlerer Hitze 5–7 Minuten braten. Gemüsebrühe und Kokosmilch in die Pfanne gießen. Alles aufkochen, dann die Hitze reduzieren und ohne Deckel 5–7 Minuten köcheln lassen, bis die Sauce leicht eindickt.

→ Das Cashewmus unterrühren, Zitronensaft, Senf, Thymian und Muskatnuss dazugeben. Mit Salz und Pfeffer abschmecken. Die Sauce mit Pasta vermengen und mit frisch gehackter Petersilie bestreut servieren.

Zoodles mit Bolognese

15 Minuten (plus 30 Minuten Kochzeit)
Portionen: 2 | Schwierigkeitsgrad: ● | mit Fleisch

1 Zwiebel
1 Knoblauchzehe
2 EL Kokosöl
250 g Hackfleisch
220 ml passierte Tomaten
200 ml Rinderbrühe
je 1 TL getrockneter Majoran, Oregano und Basilikum
1–2 Zucchini
1 Prise Salz

TIPP

Du hast keinen Spiralschneider? Kein Problem! Ziehe einfach mit einem Sparschäler die Zucchini in Tagliatelle.

→ Zwiebel und Knoblauch schälen und fein hacken. 1 Esslöffel Kokosöl in einer Pfanne erhitzen und das Fleisch darin zusammen mit Zwiebel und Knoblauch anbraten, bis das Fleisch krümelig wird und Farbe bekommt.

→ Anschließend passierte Tomaten, Rinderbrühe und die Kräuter hinzufügen. Alles aufkochen, dann die Hitze reduzieren und die Sauce mit schräg aufgelegtem Deckel für 30 Minuten köcheln lassen.

→ In der Zwischenzeit die Zucchini durch einen Spiralschneider drehen. Kurz bevor die Sauce fertig ist, die Zoodles mit 1 Esslöffel Kokosöl in einer zweiten Pfanne 3–4 Minuten braten. Die Sauce mit Salz und Pfeffer abschmecken, dann die Zoodles mit der Sauce anrichten.

Spaghetti Aglio e Olio mit Garnelen

20 Minuten
Portionen: | Schwierigkeitsgrad: | mit Meeresfrüchten

200 g glutenfreie Spaghetti
Salz
200 g küchenfertige Garnelen
4 Knoblauchzehen
1 rote Chilischote
3 EL Olivenöl
1 TL Ahornsirup
1 EL Zitronensaft
Pfeffer
1 TL edelsüßes Paprikapulver
Petersilie zum Garnieren

→ Die Spaghetti nach Packungsanweisung in leicht gesalzenem Wasser al dente kochen. In der Zwischenzeit die Garnelen, falls noch nicht geschehen, schälen und entdarmen. Knoblauch schälen und fein hacken, die Chilischote in feine Ringe schneiden.

→ In einer großen Pfanne das Olivenöl erhitzen, Knoblauch und Chili kurz anbraten, dann die Garnelen hinzufügen. 3–4 Minuten braten, bis sie gar sind und der Knoblauch goldbraun.

→ Ahornsirup, Zitronensaft, Salz, Pfeffer und Paprikapulver zu den Garnelen geben. Die fertigen Spaghetti in ein Sieb abgießen, abtropfen lassen und in die Pfanne geben. Alles gut vermischen, dann mit frisch gehackter Petersilie bestreut servieren.

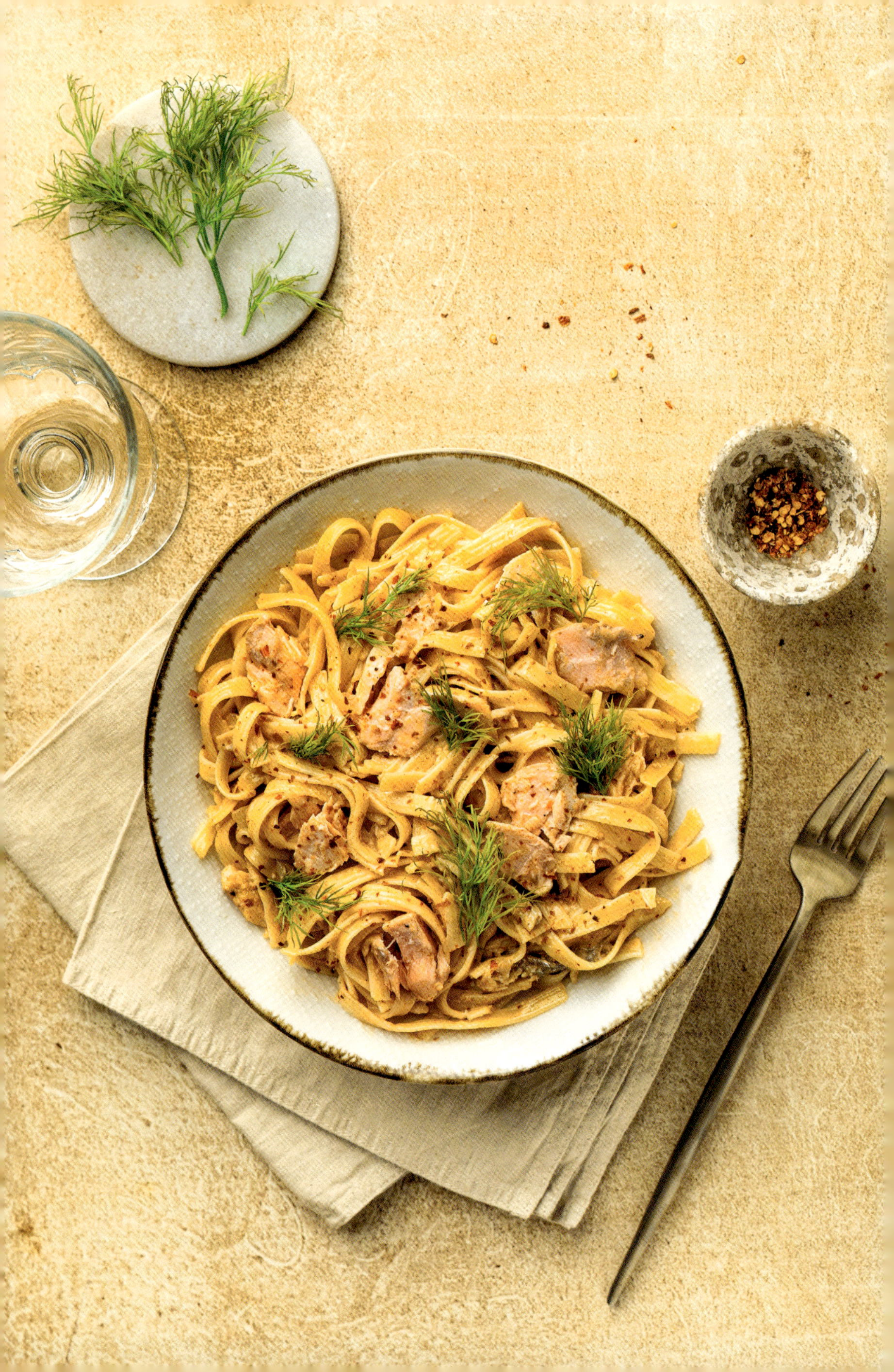

Pasta mit Zitronen-Knoblauch-Sauce und Lachs

25 Minuten
Portionen: 2 | Schwierigkeitsgrad: ● | mit Fisch

200 g glutenfreie Tagliatelle
Salz
1 Bio-Zitrone
3 Knoblauchzehen
200 g Lachsfilet
Pfeffer
2 EL Olivenöl
1 TL Ahornsirup
1 TL edelsüßes Paprikapulver
50 ml Kokosmilch
1 TL Chiliflocken (optional)
2 Zweige Dill

→ Die Tagliatelle nach Packungsanweisung in leicht gesalzenem Wasser al dente kochen.

→ In der Zwischenzeit die Zitrone waschen. Die Schale fein abreiben, den Saft auspressen. Knoblauch schälen und fein hacken. Das Lachsfilet trocken tupfen, würfeln und mit Salz und Pfeffer würzen.

→ Das Olivenöl in einer Pfanne erhitzen, Knoblauch und Lachs darin anbraten, bis der Lachs gar ist. Zitronensaft und -schale, Ahornsirup, Salz, Pfeffer, Paprikapulver und Kokosmilch hinzufügen. Den Dill waschen, trocken schütteln und die feinen Zweige abzupfen.

→ Die Tagliatelle in ein Sieb geben, abtropfen lassen, dann mit der Sauce vermengen. Auf Teller verteilen, nach Belieben ein paar Chiliflocken darübergeben und mit Dill bestreut servieren.

Ratatouille

20 Minuten (plus 15 Minuten Backzeit)
Portionen: 2 | Schwierigkeitsgrad: ● | vegan

200 g Aubergine
300 g Zucchini
400 g Tomaten
1 rote Paprika
1 gelbe Paprika
4 Stängel Basilikum
4 Stängel Thymian
2 Stängel Rosmarin
2 Schalotten
2 Knoblauchzehen
4 EL Olivenöl
2 EL Tomatenmark
200 ml glutenfreie Gemüsebrühe
Salz
Pfeffer

→ Aubergine, Zucchini und Tomaten waschen und in dünne Scheiben schneiden. Paprika halbieren, entkernen, waschen und in Streifen schneiden. Kräuter waschen, Blätter vom Stiel ziehen und hacken. Schalotten und Knoblauch schälen und fein würfeln.

→ Öl in einem Topf erhitzen, Schalotten und Knoblauch glasig dünsten, Tomatenmark dazugeben und kurz mitbraten. Mit der Brühe ablöschen und alles aufkochen, dann mit Salz und Pfeffer abschmecken und die Kräuter unterrühren.

→ Den Backofen auf 175 °C Ober-/Unterhitze (155 °C Umluft) vorheizen. Aubergine, Zucchini, Tomaten und Paprika abwechselnd in einer ofenfesten Form schichten und die heiße Sauce darübergeben. Etwa 15 Minuten backen, dann herausnehmen und genießen.

Gemüsecurry mit Quinoa und Kokos-Sauce

30 Minuten
Portionen: 2 – 3 | Schwierigkeitsgrad: ● | vegan

150 g Quinoa
Salz
1 rote Paprika
1 gelbe Paprika
1 Zucchini
1 Karotte, in Scheiben geschnitten
1 Zwiebel, fein gehackt
2 Knoblauchzehen, fein gehackt
100 g Kichererbsen (aus dem Glas)
1 EL Kokosöl
1 EL Currypulver
1 TL Kurkumapulver
1 TL gemahlener Kreuzkümmel
200 ml Kokosmilch
1 Bio-Limette
Pfeffer

→ Quinoa in ein Sieb geben, mit warmem Wasser gründlich waschen, dann nach Packungsanweisung in leicht gesalzenem Wasser etwa 15 Minuten gar kochen.

→ In der Zwischenzeit Paprika und Zucchini putzen, waschen und würfeln. Die Karotte schälen und in Scheiben schneiden. Zwiebel und Knoblauch schälen und fein hacken. Die Kichererbsen in ein Sieb geben, abspülen und abtropfen lassen.

→ Kokosöl in einer Pfanne erhitzen, Zwiebel und Knoblauch darin kurz anbraten. Paprika, Zucchini und Karotte hinzufügen und alles etwa 5 Minuten weiterbraten. Kichererbsen, Currypulver, Kurkuma und Kreuzkümmel unterrühren. Die Kokosmilch hinzufügen und alles aufkochen. Bei kleiner Hitze etwa 10 Minuten köcheln lassen.

→ Aus der Limette 2 Schnitze herausschneiden, die restliche Frucht auspressen. Das Curry mit Salz, Pfeffer und Limettensaft abschmecken. Mit Quinoa auf Teller verteilen und mit einem Limettenschnitz garniert servieren.

Gebackene Auberginen mit Tomaten-Bulgur und Zitronen-Tahini-Sauce

20 Minuten (plus 25 Minuten Backzeit)
Portionen: 2 – 3 | Schwierigkeitsgrad: ●● | vegan

1 große Aubergine
200 g Kirschtomaten
1 Zwiebel
3 Knoblauchzehen
½ Bund Minze
1 Zitrone
2 EL Olivenöl
Salz
1 TL rosenscharfes Paprikapulver
150 g glutenfreier Bulgur (z. B. aus Bio-Buchweizen)
Pfeffer
3 EL Tahini (Sesampaste)

→ Die Aubergine waschen und in Scheiben schneiden, die Kirschtomaten waschen und halbieren. Zwiebel und Knoblauch schälen und fein hacken. Die Minze waschen, trocken schütteln und hacken, die Zitrone auspressen.

→ Den Backofen auf 200 °C Ober-/Unterhitze (180 °C Umluft) vorheizen. Die Auberginenscheiben mit 1 Esslöffel Olivenöl bestreichen, salzen und mit Paprikapulver bestreuen. Auf einem Backblech verteilen und 20–25 Minuten backen.

→ In der Zwischenzeit den Bulgur nach Packungsangabe in leicht gesalzenem Wasser gar kochen.

→ In einer Pfanne 1 Esslöffel Olivenöl erhitzen, Zwiebel und zwei Drittel des gehackten Knoblauchs darin anbraten. Kirschtomaten hinzufügen und ca. 5 Minuten mitbraten. Bulgur und Minze hinzufügen, dabei etwas Minze zum Bestreuen beiseitelegen. Alles gut vermengen und mit Salz und Pfeffer abschmecken.

→ Für die Sauce Tahini, Zitronensaft, 100 ml Wasser und den restlichen Knoblauch in einer kleinen Schüssel verrühren. Gebackene Auberginen mit Tomaten-Bulgur und Zitronen-Tahini-Sauce anrichten und mit Minze bestreut servieren.

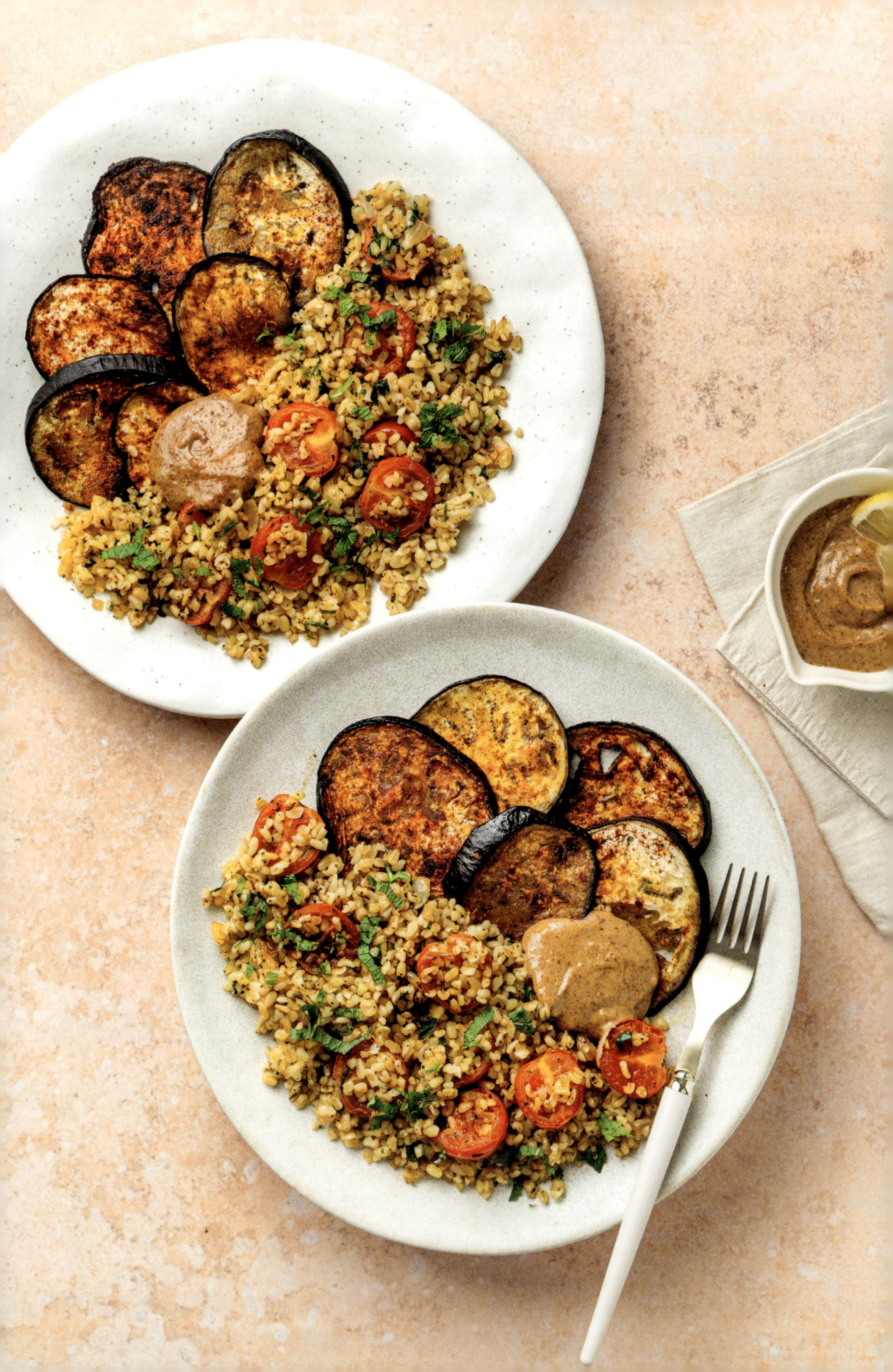

Gefüllte Zucchini mit Hackfleisch und Quinoa

30 Minuten (plus 30 Minuten Backzeit)
Portionen: 4 | Schwierigkeitsgrad: ●● | mit Fleisch

40 g Quinoa
4 Zucchini
1 Zwiebel
2 Knoblauchzehen
1 EL Olivenöl
200 g Hackfleisch (Rind oder Pute)
1 TL gemahlener Kreuzkümmel
1 TL edelsüßes Paprikapulver
Salz
Pfeffer
1 TL Zitronensaft
200 ml glutenfreie Gemüsebrühe
½ Bund Petersilie oder Koriander

→ Quinoa in ein Sieb geben und unter fließendem, lauwarmem Wasser gründlich waschen. In einen kleinen Topf umfüllen und 100 ml Wasser hinzufügen. Aufkochen, dann die Hitze reduzieren und etwa 15 Minuten köcheln lassen, bis die Quinoa weich ist und die Flüssigkeit aufgenommen hat.

→ Die Zucchini längs halbieren und das Innere mit einem Löffel aushöhlen. Das Fruchtfleisch hacken und beiseitestellen. Zwiebel und Knoblauch schälen und fein hacken.

→ In einer Pfanne das Olivenöl erhitzen. Zwiebel und Knoblauch darin anschwitzen, bis sie glasig sind. Das Hackfleisch hinzufügen und krümelig braten, bis es durchgegart ist.

→ Das gehackte Zucchinifleisch, Quinoa, Kreuzkümmel und Paprikapulver zum Hackfleisch geben. Alles gut vermischen und mit Salz, Pfeffer und Zitronensaft abschmecken.

→ Den Backofen auf 180 ° Ober-/Unterhitze (160 °C Umluft) vorheizen. Die Zucchinihälften mit der Hackfleisch-Quinoa-Mischung füllen und in eine Auflaufform geben. Die Gemüsebrühe hinzugießen und die Zucchini 25–30 Minuten backen, bis sie weich und die Füllung leicht gebräunt ist.

→ Petersilie oder Koriander waschen, trocken schütteln und hacken. Die Zucchini auf Teller verteilen und mit Kräutern bestreut servieren.

Gefüllte Auberginen mit Kichererbsen

20 Minuten (plus 35 Minuten Backzeit)
Portionen: 4 | Schwierigkeitsgrad: ●● | vegan

1 Zwiebel
2 Knoblauchzehen
1 Karotte
200 g Kichererbsen (aus dem Glas)
2 große Auberginen
1 EL Olivenöl
1 EL Tahini (Sesampaste)
1 TL gemahlener Kreuzkümmel
1 TL Kurkumapulver
100 ml glutenfreie Gemüsebrühe
½ Zitrone
Salz
Pfeffer
½ Bund Petersilie oder Minze

→ Zwiebel und Knoblauch schälen und fein hacken. Die Karotte schälen und klein würfeln. Die Kichererbsen in ein Sieb geben, abspülen und abtropfen lassen. Die Auberginen längs halbieren und das Fruchtfleisch mit einem Löffel aushöhlen. Das Fruchtfleisch hacken.

→ Das Olivenöl in einer Pfanne erhitzen. Zwiebel, Knoblauch und Karotte darin braten, bis sie weich sind. Das gehackte Auberginenfleisch hinzufügen und weitere 5 Minuten braten. Die Kichererbsen, Tahini, Kreuzkümmel, Kurkuma in die Pfanne geben und alles gut vermischen.

→ Die Zitrone auspressen und den Saft ebenfalls in die Pfanne geben. Mit Salz und Pfeffer abschmecken.

→ Den Backofen auf 180 °C Ober-/Unterhitze (160 °C Umluft) vorheizen. Die Auberginenhälften mit der Kichererbsen-Gemüse-Mischung füllen und in eine Auflaufform geben. Die Gemüsebrühe in die Auflaufform gießen und die Auberginen 30–35 Minuten backen, bis sie weich sind und die Füllung leicht gebräunt ist. Petersilie oder Minze waschen, trocken schütteln und hacken. Die Auberginen anrichten und mit den Kräutern bestreut servieren.

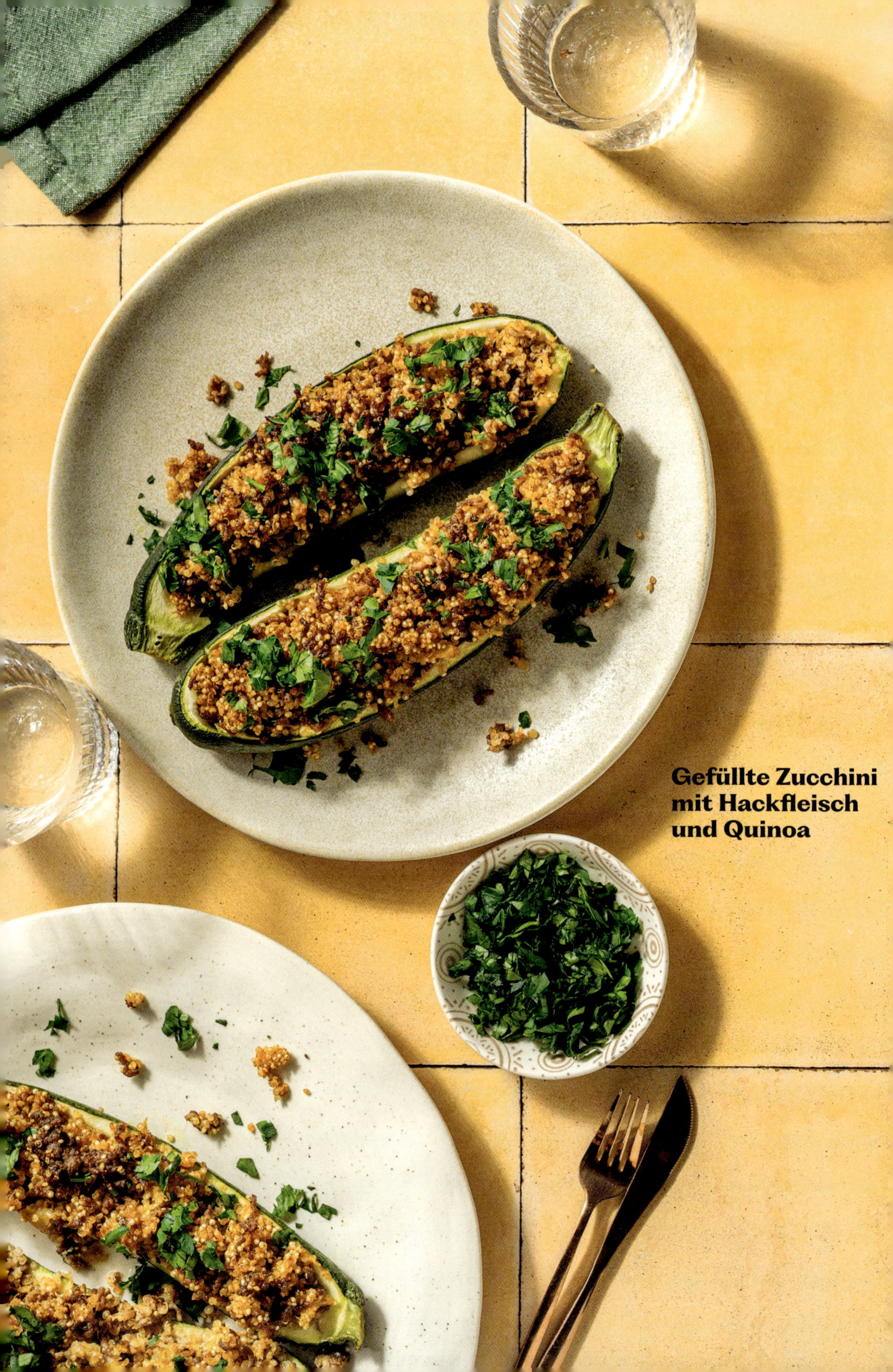

Gefüllte Zucchini mit Hackfleisch und Quinoa

Gefüllte Auberginen mit Kichererbsen

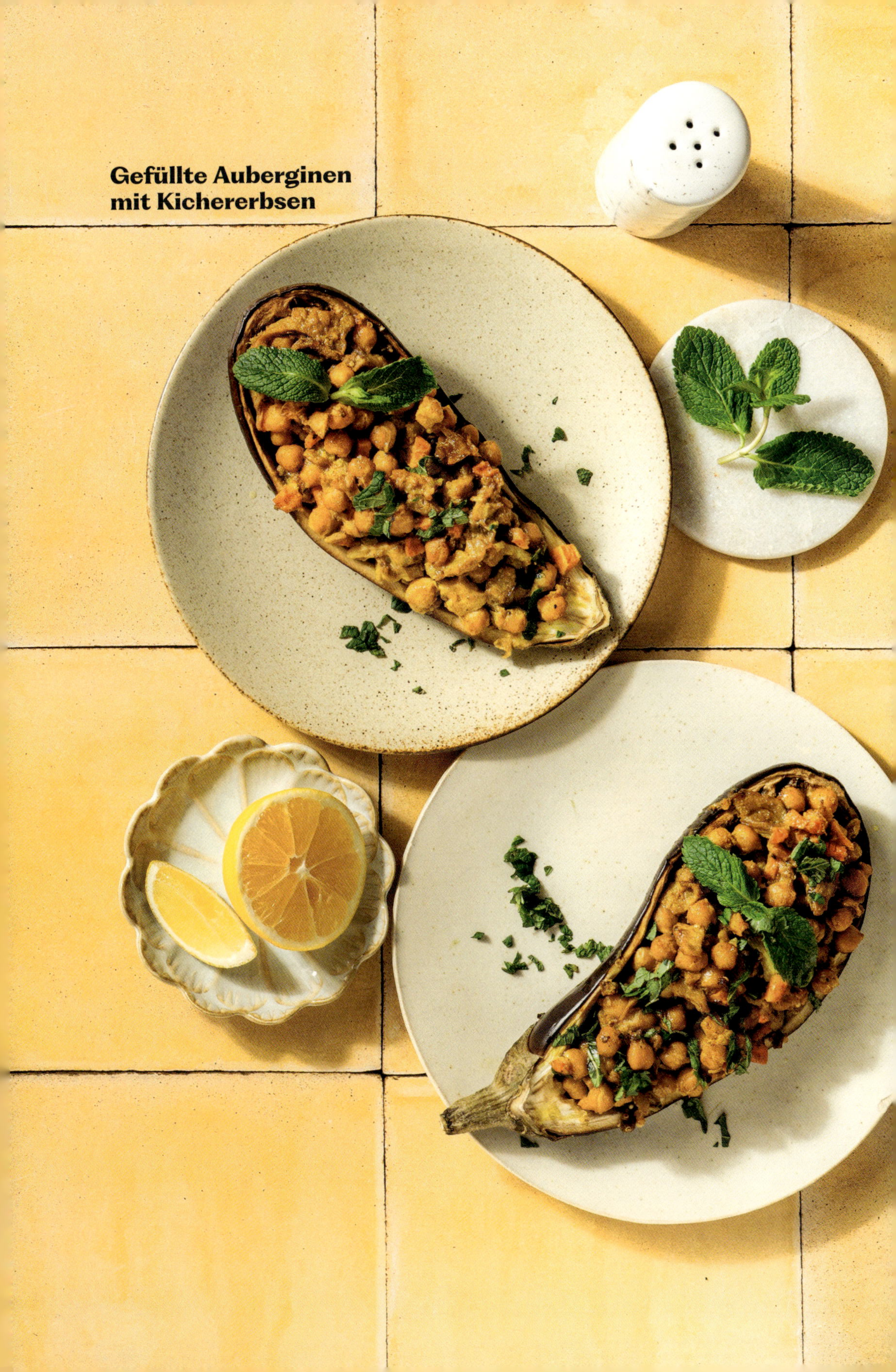

Hackbällchen mit Süßkartoffelsticks und Rote-Bete-Salat

35 Minuten
Portionen: 2 | Schwierigkeitsgrad: ● | mit Fleisch

2 Süßkartoffeln
3 EL Olivenöl
Salz
2 TL getrockneter Rosmarin
2 TL getrockneter Thymian
2 Zwiebeln
400 g Rinderhack
4 Knollen vorgegarte Rote Bete
1 EL Aceto balsamico

→ Den Ofen auf 200 °C Ober-/Unterhitze (180 °C Umluft) vorheizen. Die Süßkartoffeln schälen und in Stifte schneiden. Mit 1 Esslöffel Olivenöl, etwas Salz und je 1 Teelöffel Rosmarin und Thymian vermischen und auf dem Blech verteilen. Die Süßkartoffelstifte für ca. 30 Minuten auf der mittleren Schiene backen, bis sie leicht gebräunt sind. Nach der Hälfte der Zeit einmal wenden.

→ Die Zwiebeln schälen und hacken. Die Hälfte davon in 1 Esslöffel Olivenöl kurz in einer Pfanne andünsten. Dann in eine Schüssel geben. Das Hackfleisch, etwas Salz und die restlichen Kräuter dazugeben. Alles vermengen und mit feuchten Händen zu kleinen Kugeln formen. Im verbliebenen Bratfett in der Pfanne ca. 15 Minuten goldbraun braten.

→ Die Rote Bete würfeln und mit den restlichen Zwiebelwürfeln vermengen. Mit Aceto balsamico, 1 Esslöffel Olivenöl und etwas Salz abschmecken. Kurz durchziehen lassen. Dann mit Süßkartoffeln und Hackbällchen anrichten.

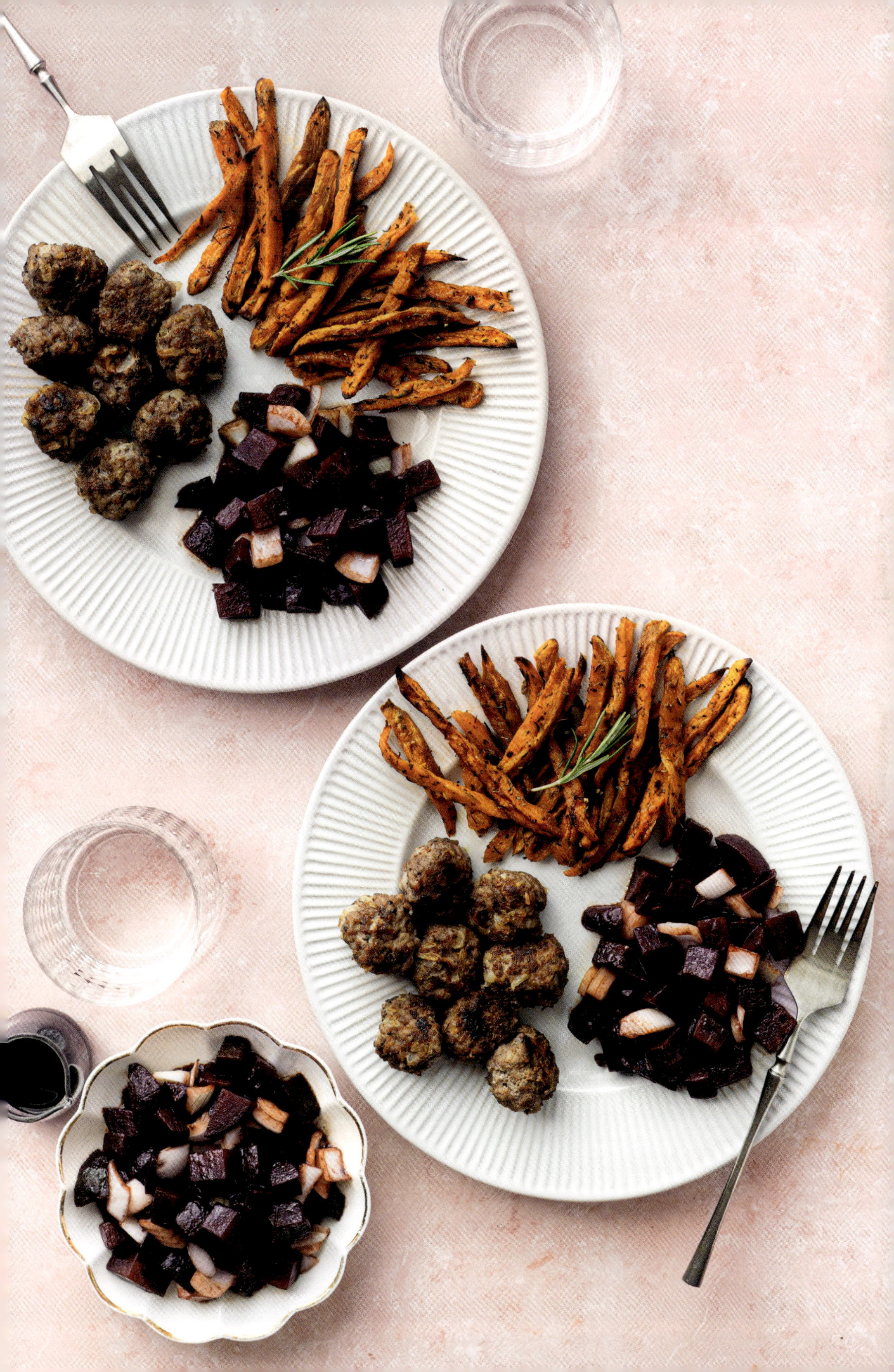

Gefüllte Rinderhackfrikadellen mit Gemüse und Kartoffelstampf

45 Minuten | Portionen: 2 | Schwierigkeitsgrad: ●● | mit Fleisch

4 mehligkochende Kartoffeln
Salz
100 ml Kokosmilch
1 EL pflanzliche Butter
Pfeffer
2 EL Pinienkerne
1 Zwiebel
2 Knoblauchzehen
100 g Spinat
1 rote Paprika
1 gelbe Paprika
1 Zucchini
50 g getrocknete, in Öl eingelegte Tomaten
3 EL Olivenöl
300 g Rinderhackfleisch
1 Ei (Gr. M)
2 EL glutenfreies Paniermehl
1 TL edelsüßes Paprikapulver
1 TL getrockneter Oregano
Petersilie zum Garnieren

→ Die Kartoffeln schälen, würfeln und in leicht gesalzenem Wasser etwa 15 Minuten weich kochen. Den Backofen auf 80 °C Ober-/Unterhitze vorheizen. Kartoffeln abgießen und mit Kokosmilch und pflanzlicher Butter zu einem Püree stampfen. Mit Salz und Pfeffer abschmecken und im Ofen warm halten.

→ Die Pinienkerne in einer Pfanne ohne Fett goldbraun rösten. Zwiebel und Knoblauch schälen und hacken. Spinat waschen und putzen. Paprika halbieren, putzen, waschen und in Streifen schneiden. Die Zucchini in Scheiben schneiden, Tomaten auf Küchenpapier abtropfen lassen und fein hacken.

→ 1 Esslöffel Olivenöl in einer Pfanne erhitzen. Zwiebel und 1 Knoblauchzehe darin anbraten. Den Spinat hinzufügen und zusammenfallen lassen. Pinienkerne und Tomaten unterrühren, dann abkühlen lassen.

→ Hackfleisch, Ei, Paniermehl, 1 gehackte Knoblauchzehe, Paprikapulver, Oregano, etwas Salz und Pfeffer gut vermengen. In 4 gleich große Portionen teilen, flach drücken und jeweils ein Viertel der Spinatfüllung in die Mitte geben. Das Hackfleisch um die Füllung herum zu einer Kugel formen, dann flach drücken. In 1 Esslöffel Olivenöl bei mittlerer Hitze 6–8 Minuten pro Seite gar braten, dann warm halten.

→ Das restliche Olivenöl erhitzen. Paprika und Zucchini darin 5–7 Minuten weich braten. Mit Salz und Pfeffer abschmecken. Alles anrichten und mit Petersilie bestreut servieren.

Rinderfilet mit Rotweinsauce, Spargel und Süßkartoffel-Püree

45 Minuten
Portionen: 2 | Schwierigkeitsgrad: ●● | mit Fleisch

2 kleine Süßkartoffeln
Salz
1 EL pflanzliche Butter
100 ml Kokosmilch
Pfeffer
1 Bund grüner Spargel
4 Schalotten
2 Rinderfiletsteaks (à ca. 200 g)
200 ml Rotwein
200 ml Rinderbrühe
2 EL Aceto balsamico
1 EL Honig oder Ahornsirup
2 EL Olivenöl
½ Bund Thymian

→ Die Süßkartoffeln schälen und würfeln. In leicht gesalzenem Wasser etwa 15 Minuten weich kochen. Den Backofen auf 80 °C Ober-/Unterhitze vorheizen. Süßkartoffeln abgießen und mit Kokosmilch und pflanzlicher Butter pürieren. Mit Salz und Pfeffer abschmecken, dann im Ofen warm halten.

→ Den Spargel im unteren Drittel schälen und die trockenen Enden entfernen. Die Schalotten schälen und halbieren. Rinderfilets mit Salz und Pfeffer würzen.

→ 1 EL Olivenöl in einer Pfanne erhitzen und die Filets auf jeder Seite 3–4 Minuten je nach Dicke der Scheiben und gewünschtem Gargrad braten. Aus der Pfanne nehmen und in Alufolie wickeln. Den Spargel mit 1 Esslöffel Olivenöl, Salz und Pfeffer vermengen. 5–7 Minuten bei mittlerer Hitze braten, bis er weich ist. Im Ofen warm halten.

→ Schalotten etwa 5 Minuten braten, bis sie weich und leicht gebräunt sind. Rotwein hinzufügen und auf die Hälfte einkochen lassen. Rinderbrühe, Aceto balsamico und Honig oder Ahornsirup hinzufügen. Die Sauce bei hoher Hitze einkochen lassen, bis sie leicht dickflüssig ist. Thymianblätter hinzugeben und mit Salz und Pfeffer abschmecken.

→ Das Süßkartoffel-Püree auf Teller verteilen, die Rinderfilets auf das Püree legen und den Spargel daneben anrichten. Die Rotwein-Schalotten-Sauce über die Rinderfilets träufeln und genießen.

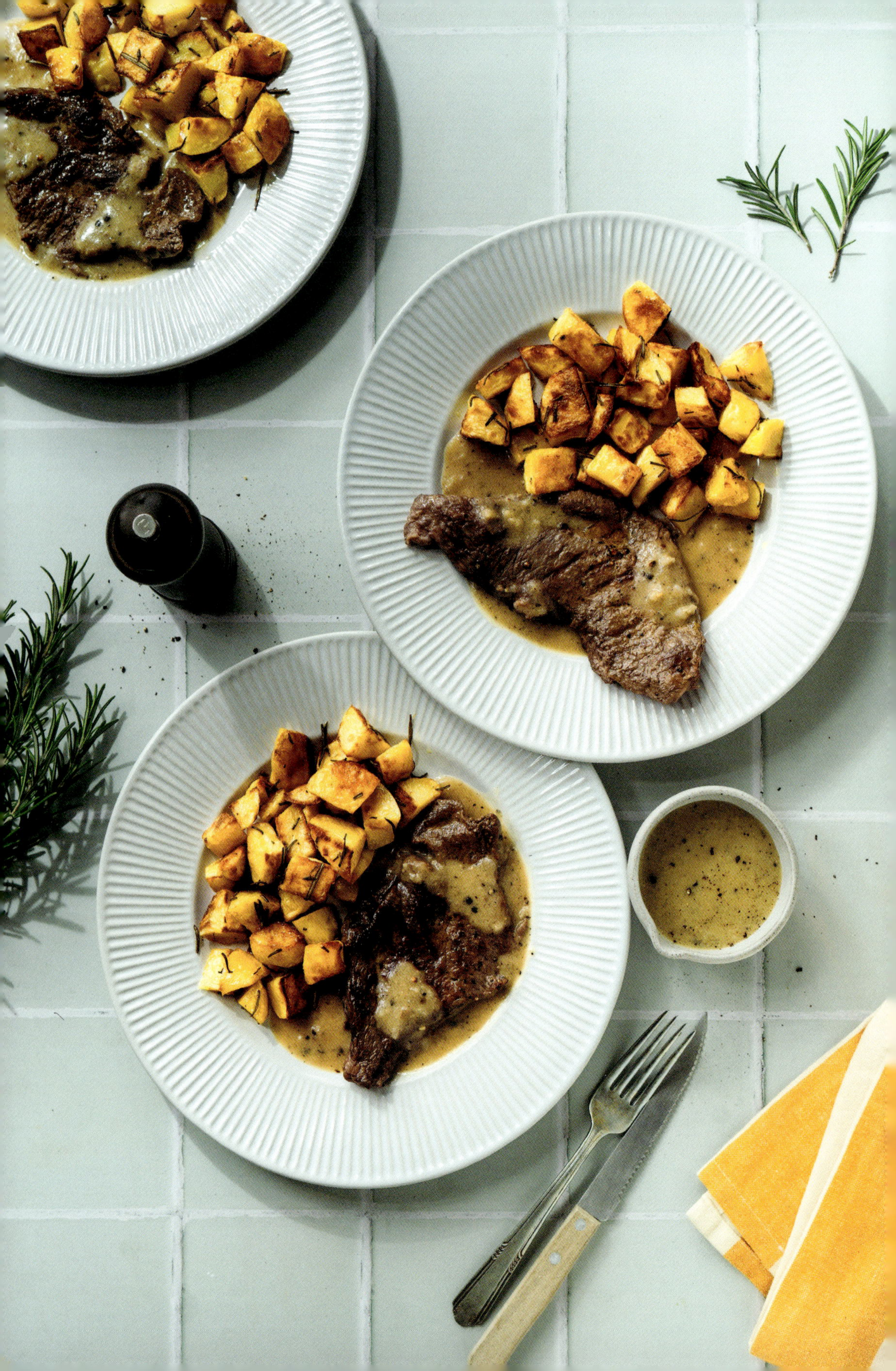

Rindersteaks mit Rosmarin-Kartoffeln und Pfeffersauce

20 Minuten (plus ca. 30 Minuten Backzeit)
Portionen: 2 | Schwierigkeitsgrad: ●● | mit Fleisch

4 mittelgroße Kartoffeln
2 Zweige Rosmarin
3 EL Olivenöl
Salz
Pfeffer
1 Knoblauchzehe
200 ml Kokosmilch
1 TL grob gemahlener Pfeffer
1 EL Dijon-Senf
2 Rinderfiletsteaks (à ca. 200 g)

→ Den Backofen auf 200 °C Ober-/Unterhitze (180 °C Umluft) vorheizen. Die Kartoffeln schälen und würfeln. Rosmarin waschen und die Nadeln grob hacken.

→ Die Kartoffelwürfel in einer Schüssel mit 1 Esslöffel Olivenöl, dem Rosmarin und etwas Salz und Pfeffer vermengen. Auf einem Backblech verteilen und 25–30 Minuten backen, bis die Kartoffeln weich und goldbraun sind.

→ Für die Sauce Knoblauch schälen und fein hacken. 1 Esslöffel Olivenöl in einem kleinen Topf erhitzen, Knoblauch darin anbraten, dann die Kokosmilch dazugießen. Mit Salz, Pfeffer und Senf würzen, einmal aufkochen lassen und warm halten.

→ Die Rindersteaks mit 1 Esslöffel Olivenöl einreiben und mit Salz und Pfeffer würzen. In einer Grillpfanne bei mittlerer Hitze 4–6 Minuten pro Seite grillen, je nach Dicke und gewünschtem Gargrad. Mit den Rosmarin-Kartoffeln und der Pfeffersauce servieren.

Kurkuma-Garnelen auf Süßkartoffel-Püree

30 Minuten
Portionen: 2 | Schwierigkeitsgrad: ● | mit Meeresfrüchten

600 g Süßkartoffeln
Salz
10 Riesengarnelen
2 EL Kokosöl
Salz
Pfeffer
1 TL Kurkumapulver
½ TL Knoblauchpulver
1 Prise geriebene Muskatnuss
1 EL Butter
100 ml Mandeldrink
2 Rosmarinzweige oder andere Kräuter zum Garnieren

→ 2 Liter Wasser in einem Kochtopf zum Kochen bringen. Die Süßkartoffeln schälen und in große Stücke schneiden. Mit etwas Salz ins kochende Wasser geben und in etwa 20 Minuten gar kochen.

→ Währenddessen bei den Garnelen Kopf, Schale und Darm nach Belieben entfernen. Dann die Garnelen nochmals kalt abspülen und trocken tupfen. Das Kokosöl in einer Pfanne erhitzen. Die Garnelen mit etwas Salz, Pfeffer, Kurkuma und Knoblauch würzen, dann etwa 6–8 Minuten auf mittlerer Hitze gar braten.

→ Sind die Süßkartoffeln weich, diese in ein Sieb abgießen. Mit Muskatnuss, Butter und Mandeldrink in einem hohen Gefäß mit dem Stabmixer pürieren, bis eine seidige Konsistenz entsteht.

→ Süßkartoffelpüree mit Garnelen anrichten und das beim Braten entstandene Gewürzöl über die Mahlzeit träufeln. Mit Rosmarin oder anderen Kräutern garniert servieren.

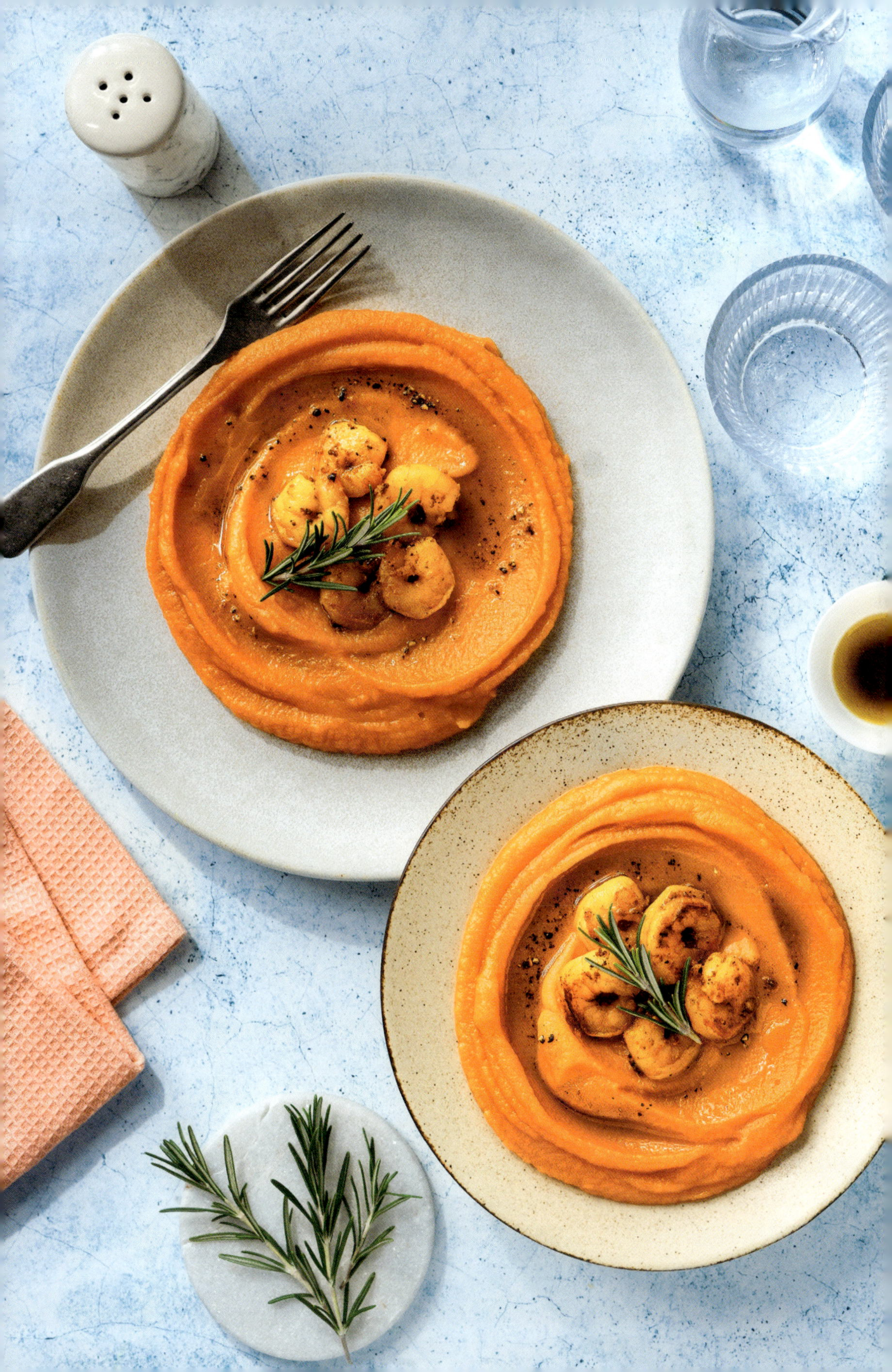

Mediterrane Fischpfanne

20 Minuten (plus 15 Minuten Kochzeit)
Portionen: 4 | Schwierigkeitsgrad: ● | mit Fisch

1 kg Kabeljaufilet
500 g Tomaten
4 Knoblauchzehen
1 Bio-Zitrone
2 Schalotten
3 Zweige Rosmarin
3 EL Olivenöl
250 ml passierte Tomaten
200 g schwarze Oliven
1 Prise geriebene Muskatnuss
Salz
Pfeffer

→ Den Fisch in Stücke schneiden. Tomaten waschen und würfeln. Knoblauch schälen und hacken. Zitrone waschen, die Schale dünn abreiben. Die Hälfte der Frucht auspressen, den Rest in Scheiben schneiden. Schalotten schälen und fein würfeln, den Rosmarin hacken.

→ Den Fisch und die Schalotten im heißen Olivenöl anbraten. Tomaten dazugeben und mitbraten, dann die passierten Tomaten, Knoblauch und Rosmarin zugeben. Alles aufkochen, 15 Minuten sanft köcheln lassen. Oliven, Zitronenschale und -saft unterrühren und mit Muskat, Salz und Pfeffer würzen. Mit Zitronenscheiben anrichten.

Seelachs auf Paprikagemüse

20 Minuten
Portionen: 2 | Schwierigkeitsgrad: ● | mit Fisch

2 Seelachsfilets (à 180 g)
½ TL Kurkumapulver
¼ TL Cayennepfeffer
Salz
1 rote Paprika
1 gelbe Paprika
3 Stängel Petersilie
1 EL Olivenöl
1 TL Kokosöl
Pfeffer

→ Den Fisch waschen, trocken tupfen und dann mit Kurkuma, Cayennepfeffer und Salz würzen. Paprika entkernen, waschen und fein würfeln. Die Petersilie waschen, trocken schütteln und fein hacken.

→ Das Olivenöl in einer Pfanne erhitzen und die Seelachsfilets von jeder Seite 6–8 Minuten braten, bis sie durch sind und leicht gebräunt. Etwas Kokosöl in einer zweiten Pfanne erhitzen und die Paprikawürfel anbraten, salzen und pfeffern, dann mit dem Fisch servieren.

Gegrillte Forelle mit Rosmarin-Kartoffeln und Paprika

40 Minuten
Portionen: 2 | Schwierigkeitsgrad: ● | mit Fisch

4 Kartoffeln
3 EL Olivenöl
2 Zweige Rosmarin
Salz
Pfeffer
2 rote Paprika
1 Knoblauchzehe
3 Stängel Dill
2 küchenfertige Forellen
200 ml veganer Kokos-Naturjoghurt
1 EL Zitronensaft

→ Den Backofen auf 200 °C Ober-/Unterhitze (180 °C Umluft) vorheizen. Ein Backblech mit Backpapier belegen. Die Kartoffeln schälen und in Spalten schneiden. Mit 1 Esslöffel Olivenöl, dem gehackten Rosmarin, etwas Salz und Pfeffer mischen und auf dem Blech verteilen. Für 25–30 Minuten backen, bis sie goldbraun und knusprig sind.

→ In der Zwischenzeit Paprika halbieren, putzen, waschen und in Streifen schneiden. Knoblauch schälen und hacken. Dill waschen und fein hacken.

→ Forellen waschen, innen und außen mit Salz und Pfeffer würzen. Mit 1 Esslöffel Olivenöl bestreichen und 6–8 Minuten pro Seite grillen, bis sie durchgegart sind. Paprikastreifen in einer Schüssel mit 1 Esslöffel Olivenöl, Salz und Pfeffer vermengen. In einer Grillpfanne bei mittlerer Hitze 5–7 Minuten grillen, bis sie weich und leicht gebräunt sind.

→ Für den Dip Kokosjoghurt mit Knoblauch, Zitronensaft, Dill, Salz und Pfeffer in einer Schüssel verrühren. In Schälchen verteilen und zusammen mit Forellen, Kartoffelspalten und Paprikagemüse servieren.

Gemüsechips

10 Minuten (plus 45 Minuten Backzeit)
Portionen: 2 | Schwierigkeitsgrad: ● | vegan

2 Süßkartoffeln
2 Knollen Rote Bete
2 EL Olivenöl
1 TL Salz
1 EL ganze Bockshornkleesamen
½ TL edelsüßes Paprikapulver
2 Prisen Chilipulver

→ Den Backofen auf 160 °C Umluft vorheizen. Das Gemüse waschen, schälen und in ganz dünne Scheiben hobeln. Getrennt voneinander in zwei Schüssel geben. Olivenöl, Salz und Bockshornkleesamen auf die beiden Schüsseln aufteilen, Paprikapulver und Chilipulver nur zu den Süßkartoffeln geben.

→ Die Chips auf einem mit Backpapier ausgelegten Backofengitter so auslegen, dass sie sich nicht überlappen. Etwa 45 Minuten backen und immer wieder die Backofentüre öffnen, damit die Feuchtigkeit entweichen kann. Stücke, die bereits dunkel werden, vorab herausnehmen. Sollten die Chips noch nicht ganz knusprig sein, einfach kurz weiterbacken.

Knusperknäcke

10 Minuten (plus 15 Minuten Ruhezeit und 60 Minuten Backzeit)
Portionen: 2 | Schwierigkeitsgrad: ●● | vegan

50 g Sonnenblumenkerne
50 g Kürbiskerne
20 g Sesam
20 g geschrotete Leinsamen
20 g Chiasamen
3 EL Leinsamenmehl
½ TL Salz

→ Alle Zutaten mit 150 ml kaltem Wasser verquirlen. 15 Minuten ruhen lassen. Den Backofen auf 175 °C Ober-/Unterhitze (155 °C Umluft) vorheizen.

→ Ein Backblech mit Backpapier auslegen, den Teig gleichmäßig daraufstreichen. Etwa 20 Minuten backen, dann herausnehmen und in Stücke schneiden. Für weitere 40 Minuten goldbraun backen. Abkühlen lassen.

Variation
Statt Sesam & Co. kannst du auch klein gehackte Nüsse oder andere Saaten verwenden – je nach Geschmack und Verträglichkeit. Die Variationsmöglichkeiten sind riesig!

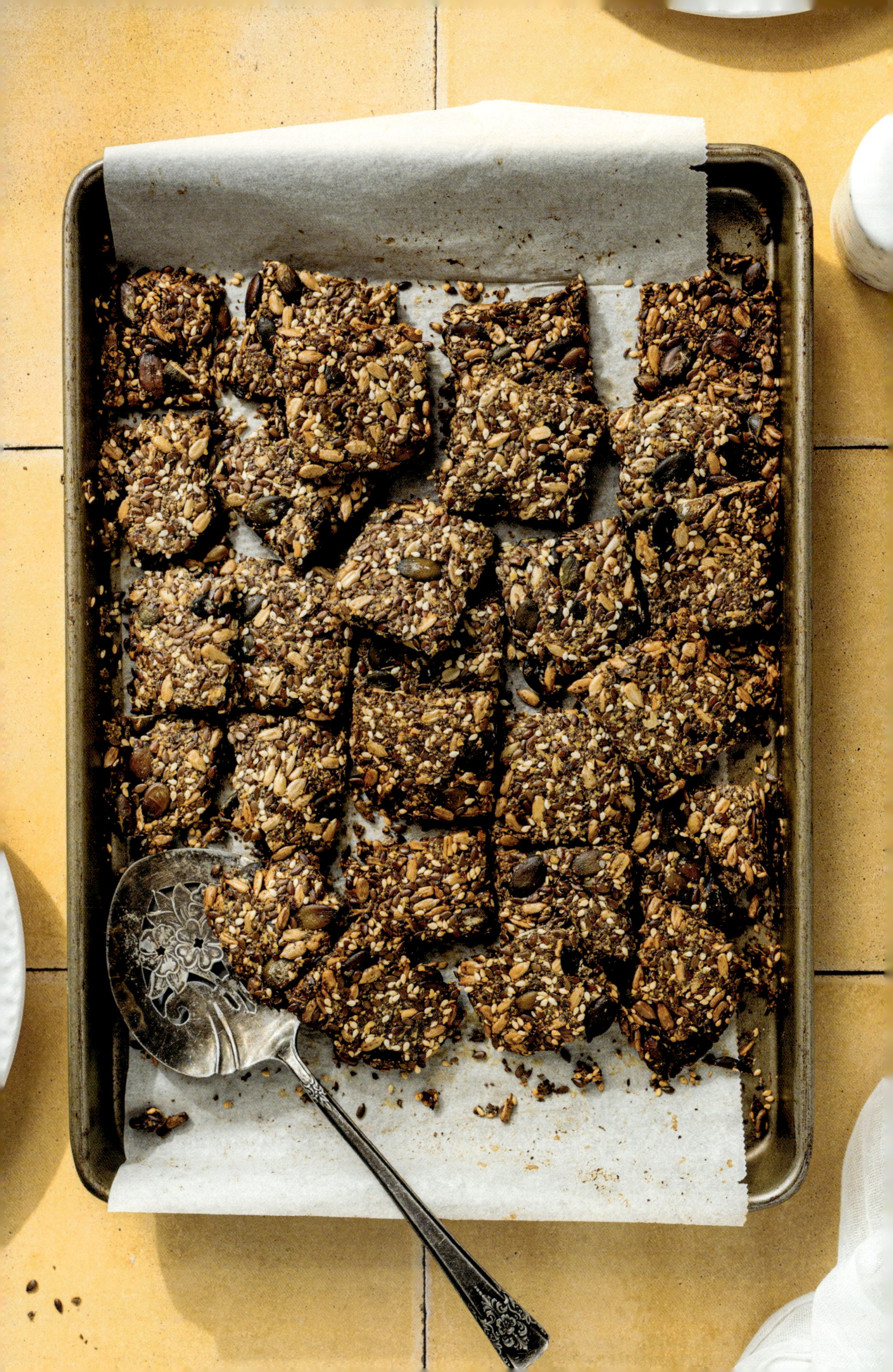

Schoko-Avocado-Mousse

5 Minuten (plus 30 Minuten Kühlzeit)
Portionen: 2 – 3 | Schwierigkeitsgrad: ● | vegan

1 reife Avocado
20 g Backkakao
1 EL Ahornsirup
50 ml Kokosdrink
½ TL Vanilleextrakt
1 Prise Salz
Beeren zum Garnieren

→ Die Avocado halbieren, den Stein entfernen und das Fruchtfleisch ohne Schale in ein hohes Gefäß geben. Mit Kakaopulver, Ahornsirup, Kokosdrink, Vanilleextrakt und Salz in einem Mixer pürieren. Die Mousse in Gläser füllen und mindestens 30 Minuten kühlen. Mit frischen Beeren garniert servieren.

Honigmelonen-Creme

5 Minuten | Portionen: 4 | Schwierigkeitsgrad: ● | vegan

125 ml Kokosmilch
60 ml Saft nach Wahl
400 g gefrorene Honigmelone
1 TL Honig
Minze zum Garnieren

→ Alle Zutaten in einen Mixer geben und zu einer Creme pürieren. Mit Minze garnieren und sofort servieren.

Bananen-Kokos-Mousse

5 Minuten (plus 1 Stunde Kühlzeit)
Portionen: 4 | Schwierigkeitsgrad: ● | vegan

2 reife Bananen
200 ml Kokosmilch
1 EL Mandel- oder Cashewmus
1 TL Vanilleextrakt
1 Prise Zimt
Beeren und Nüsse zum Garnieren

→ Die Bananen mit Kokosmilch, Mandel- oder Cashewmus, Vanilleextrakt und Zimt in ein hohes Gefäß geben und mit dem Stabmixer pürieren. Die Mousse in Gläser füllen und mindestens 1 Stunde kühl stellen, damit sie fest wird. Mit frischen Beeren, Kakaonibs oder gehackten Nüssen garniert servieren.

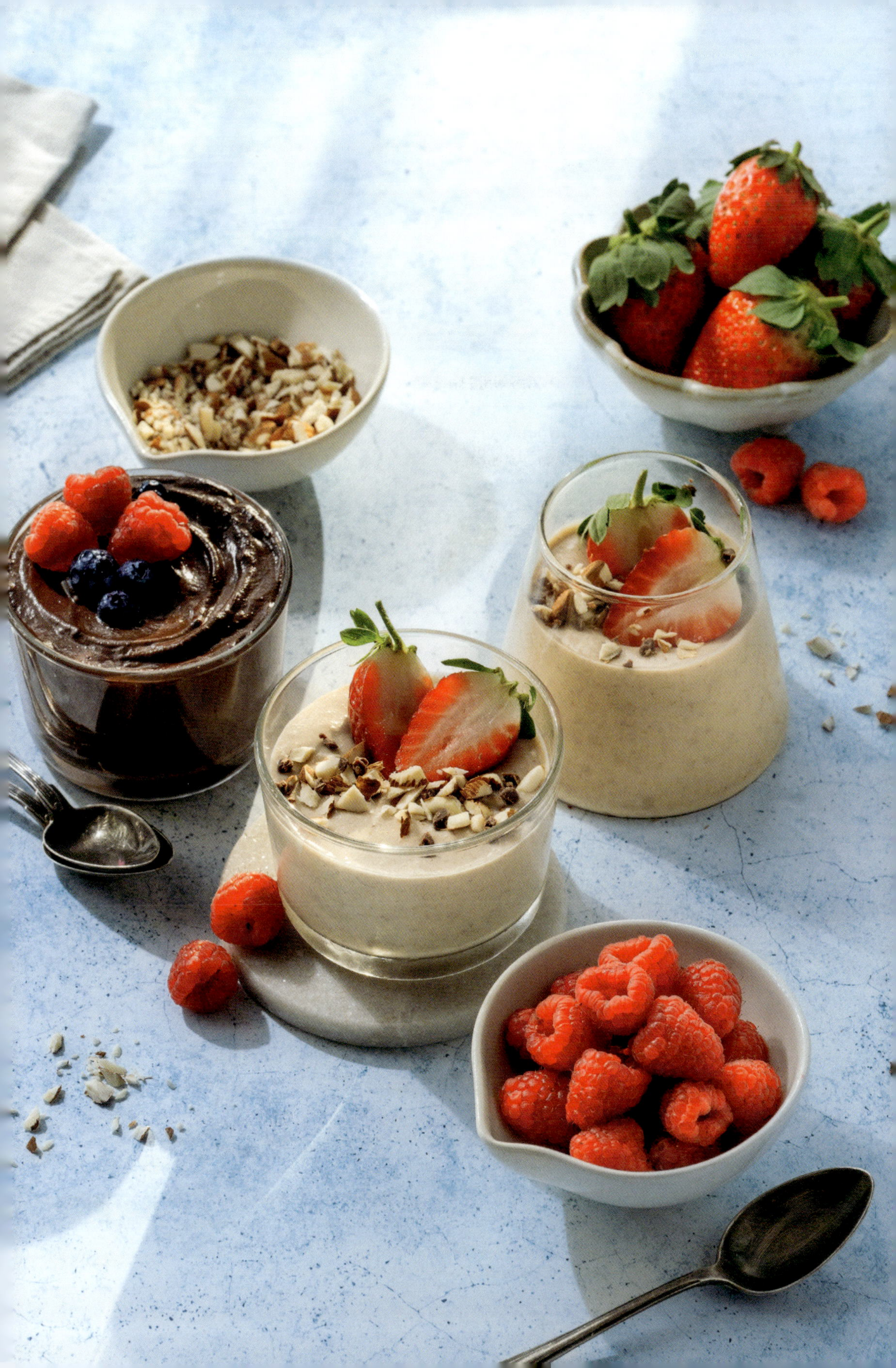

Gebackene Aprikosen mit Brombeer-Sauce

10 Minuten (plus 10 Minuten Backzeit)
Portionen: 2 | Schwierigkeitsgrad: ● | vegetarisch

4 Aprikosen
1 Handvoll Brombeeren
2 TL Honig

→ Den Backofen auf 200 °C Ober-/Unterhitze (180 °C Umluft) vorheizen. Die Aprikosen waschen, halbieren, entkernen und mit der flachen Seite nach oben in eine ofenfeste Form legen und 10 Minuten backen.

→ Die Brombeeren waschen, mit einer Gabel zerdrücken und mit Honig und 2 Esslöffeln Wasser in einem kleinen Topf kurz köcheln lassen, dann über die gebackenen Aprikosen geben. In Schälchen füllen und genießen!

Crunchy Knuspermüsli

10 Minuten (plus 25 Minuten Backzeit und 20 Minuten Abkühlzeit)
600 g Müsli | Schwierigkeitsgrad: ● | vegetarisch

100 g Cashewkerne
je 80 g Mandeln, Kokosflocken, Haselnüsse und Paranüsse
je 50 g Sonnenblumenkerne, Chiasamen
50 g Kokosöl
1 EL Honig (oder 1 gehäufter TL Stevia-Granulat)
1 TL gemahlene Vanille
½ TL Salz
1 Handvoll Rosinen und getrocknete Früchte (optional)

→ Den Backofen auf 140 °C Ober-/Unterhitze (120 °C Umluft) vorheizen. Alle Nüsse, Flocken und Samen im Mixer zerkleinern.

→ Geschmolzenes Kokosöl mit Honig und Vanille in einer Schüssel vermischen. Die Kerne, Nüsse und Flocken darunterrühren, auf einem mit Backpapier ausgelegten Blech verteilen und für 20–25 Minuten goldbraun backen, dabei ein- bis zweimal umschichten.

→ Herausnehmen, Rosinen und Salz darüberstreuen. Alles flach zusammendrücken, etwa 20 Minuten abkühlen lassen, dann in Teile brechen und genießen.

Warmer Apfel-Kokos-Crumble

30 Minuten
Portionen: 2 | Schwierigkeitsgrad: ● | vegan (mit Ahornsirup)

2 Äpfel
2 EL Ahornsirup (oder Honig)
½ TL Zimt
1 ½ EL Kokosöl
30 g gemahlene Mandeln
30 g glutenfreie Haferflocken
2 EL Kokosraspel
1 Prise Salz

TIPP

Für zusätzlichen Geschmack kann auch etwas Vanilleextrakt zum Topping hinzugefügt werden.

→ Den Backofen auf 180 °C Ober-/Unterhitze (160 °C Umluft) vorheizen. Die Äpfel schälen, das Kerngehäuse entfernen und das Fruchtfleisch würfeln.

→ In einer Schüssel Apfelwürfel mit 1 Esslöffel Ahornsirup (oder Honig), Zimt und ½ Esslöffel geschmolzenes Kokosöl mischen, bis alles gut vermengt ist. Anschließend in eine kleine Auflaufform geben.

→ Für das Crumble-Topping die Mandeln mit Haferflocken, Kokosraspeln, 1 Esslöffel geschmolzenem Kokosöl, 1 Esslöffel Ahornsirup (oder Honig) und 1 Prise Salz vermengen, bis eine krümelige Masse entsteht.

→ Die Crumble-Mischung gleichmäßig über die Äpfel streuen und die Form für 20–25 Minuten in den vorgeheizten Ofen geben, bis die Äpfel weich und das Topping goldbraun sind. Herausnehmen und warm genießen.

TIPP

← ***Das Knuspermüsli passt hervorragend zu den gebackenen Aprikosen und ergänzt sie perfekt mit seiner knusprigen Textur. Während die Aprikosen warm und weich sind, sorgt das Müsli für einen köstlichen Crunch, der das Geschmackserlebnis noch intensiver macht. Zusammen ergibt sich eine ausgewogene Kombination aus süßem Obst und knusprigem Müsli, die jedes Frühstück oder Dessert auf ein neues Level hebt.***

Kokosmakronen

10 Minuten (plus 30 Minuten Backzeit)
15–20 Stück | Schwierigkeitsgrad: ● | vegan

3 Eiweiß (Gr. M)
1 Prise Salz
1 TL Stevia (oder 80 ml Ahornsirup oder Honig)
180 g Kokosraspel

→ Den Backofen auf 180 °C vorheizen. Ein Backblech mit Backpapier auslegen. Eiweiß mit Salz in eine Schüssel geben und sehr steif schlagen. Dann Stevia oder Ahornsirup bzw. Honig darunterquirlen. In einer zweiten Schüssel die Kokosflocken damit vermengen.

→ Den Eischnee zu den Kokosraspeln geben und gleichmäßig unterheben. Mit zwei Teelöffeln kleine Häufchen der Kokoscreme auf dem Backblech verteilen und die Kokosmakronen für 25–30 Minuten goldbraun und knusprig backen. Herausholen und auf einem Kuchengitter vollständig auskühlen lassen.

Kokos-Mango-Kugeln

20 Minuten (plus 30 Minuten Kühlzeit)
15–20 Stück | Schwierigkeitsgrad: ● | vegan

100 g getrocknete Mangostücke
50 g Kokosraspel
1 EL Ahornsirup
1 EL Kokosöl
1 TL Zitronensaft
1 Prise Salz
Kokosraspel zum Wälzen

→ Getrocknete Mango mit Kokosraspeln, Ahornsirup, geschmolzenem Kokosöl, Zitronensaft und Salz in einem Mixer pürieren. Dabei immer mal wieder den Mixer ausschalten und die Masse von den Seitenwänden zu den Messern schieben.

→ Die Mischung in eine Schale umfüllen. Mit den Händen 15–20 kleine Kugeln formen und diese in Kokosraspeln wälzen. Zum Festwerden mindestens 30 Minuten kühl stellen.

Schoko-Kokos-Trüffel

20 Minuten (plus 30 Minuten Kühlzeit)
15–20 Stück | Schwierigkeitsgrad: ● | vegan

100 g getrocknete Datteln
50 g Kokosraspel
2 EL Backkakao
1 EL Ahornsirup
1 EL Kokosöl
½ TL Vanilleextrakt
1 Prise Salz
Backkakao zum Wälzen

→ Die Datteln entsteinen, falls nötig. Dann die Datteln mit den restlichen Zutaten in einem Mixer pürieren. Dabei immer mal wieder den Mixer ausschalten und die Masse von den Seitenwänden zu den Messern schieben.

→ Mit den Händen 15–20 kleine Kugeln formen und diese in Kakaopulver wälzen. Die Trüffel zum Festwerden mindestens 30 Minuten kühl stellen.

Himbeer-Kokos-Riegel

20 Minuten (plus 30 Minuten Kühlzeit)
6–8 Stück | Schwierigkeitsgrad: ● | vegan

100 g Himbeeren
50 g Kokosraspel
1 EL Ahornsirup
1 EL Kokosöl
1 TL Zitronensaft
1 Prise Salz
1 EL Chiasamen

→ Himbeeren waschen und abtropfen lassen, dann mit Kokosraspeln, Ahornsirup, geschmolzenem Kokosöl, Zitronensaft, Salz und Chiasamen in einem Mixer pürieren.

→ Die Mischung in eine mit Backpapier ausgelegte Form geben und gleichmäßig verteilen. Abgedeckt mindestens 30 Minuten kühl stellen, bis die Masse fest wird. In Riegel schneiden und servieren.

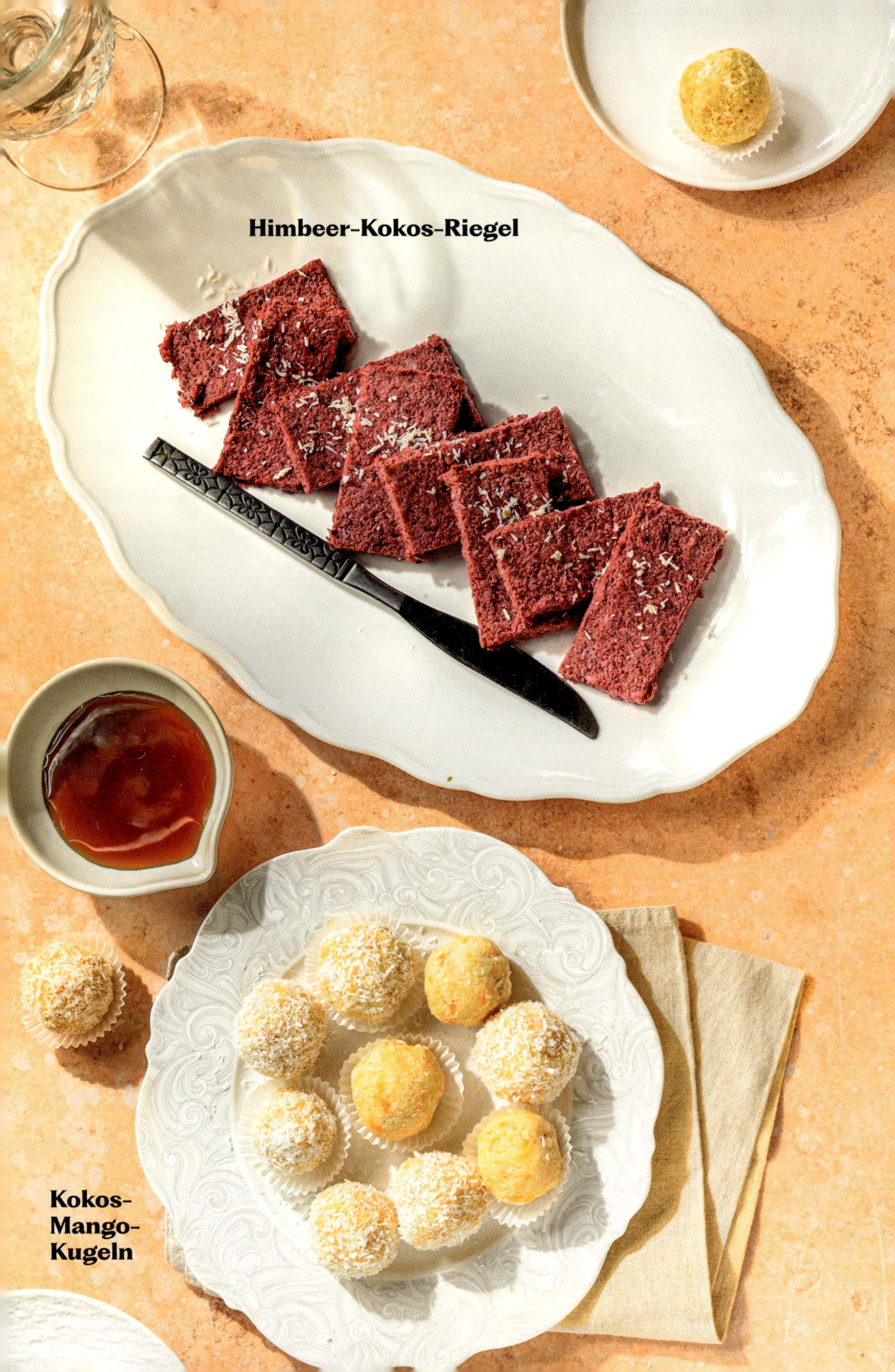
Himbeer-Kokos-Riegel
Kokos-Mango-Kugeln

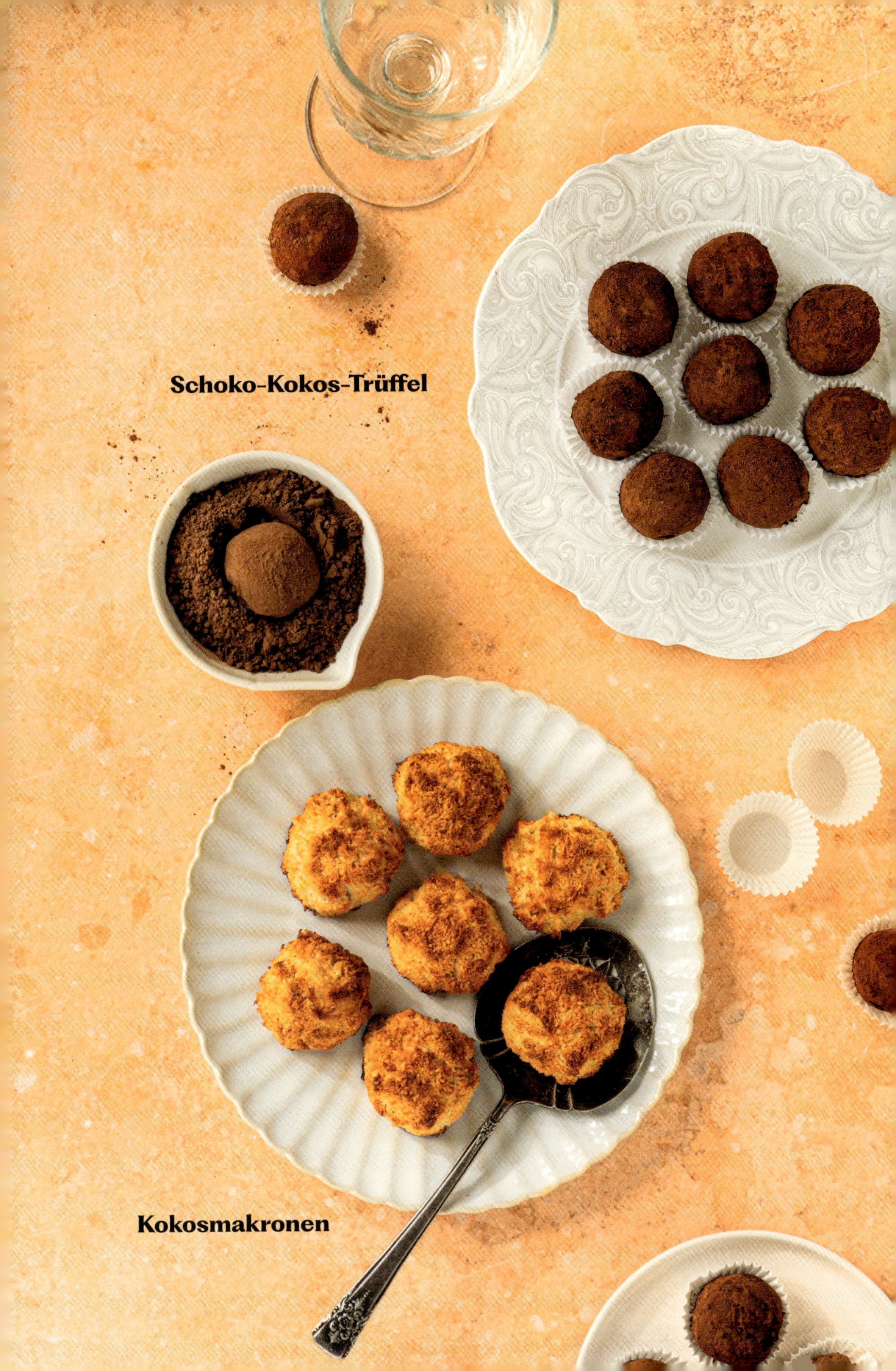
Schoko-Kokos-Trüffel
Kokosmakronen

Erdbeer-Sorbet

10 Minuten
Portionen: 2 | Schwierigkeitsgrad: ● | vegan

200 g TK-Erdbeeren
1 EL Ahornsirup
½ Zitrone
Minzeblätter zum Garnieren

→ Erdbeeren, Ahornsirup, Zitronensaft und 50 ml Wasser in einem Mixer pürieren. Sorbet in Schalen füllen und mit Minzeblättern garniert sofort servieren.

Bananen-Eis

5 Minuten (plus 4 Stunden Gefrierzeit)
Portionen: 2 | Schwierigkeitsgrad: ● | vegan

2 reife Bananen
1 EL Ahornsirup
½ TL Vanilleextrakt
1 EL Mandelmus
1 TL Kakaopulver (optional)
1 Prise Salz
Beeren zum Garnieren

→ Die Bananen schälen, in Stücke schneiden und mindestens 4 Stunden tiefkühlen. Dann mit Ahornsirup, Vanilleextrakt, Mandelmus, Kakaopulver nach Belieben und Salz in einem Mixer cremig pürieren. Mit frischen Beeren garnieren und sofort servieren.

Beeren-Eiscreme

10 Minuten (plus 4 Stunden Gefrierzeit)
Portionen: 2 | Schwierigkeitsgrad: ● | vegan

2 reife Bananen
100 g TK-Beerenmischung
1 Handvoll frische Erdbeeren
2 EL Zitronensaft
1 EL Kokosmilch

→ Die Bananen schälen, in Stücke schneiden und mindestens 4 Stunden tiefkühlen. Anschließend mit den Beeren in den Mixer geben. Die Erdbeeren, den Zitronensaft und die Kokosmilch hinzufügen und gut pürieren. Das Eis auf zwei Schalen verteilen und sofort servieren.

TIPP

Du liebst Eis? Dann kommt jetzt eine gute Nachricht: Du kannst das Rezept immer wieder neu variieren – je nach Lust, Laune und Saison. Mindestens 1 Banane ist ratsam – sie verleiht natürliche Süße. Aber statt der TK-Beerenmischung und der frischen Erdbeeren schmecken auch Aprikosen, Pfirsiche, reife Feigen, Kakis, Mango oder Ananas fantastisch. Jeweils einfach den verzehrbaren Anteil in Stücke schneiden und mindestens 4 Stunden tiefkühlen – dann wie oben beschrieben weiterverarbeiten.

Frühlings-Smoothie

10 Minuten (plus 10 Minuten Abkühlzeit)
Portionen: 2 | Schwierigkeitsgrad: ● | vegan

100 g Rhabarber
150 g Erdbeeren
1 kleine Banane
200 ml Mandelmilch
1 EL Chiasamen
1 TL Ahornsirup (optional)

→ Rhabarber waschen, in kleine Stücke schneiden und mit 2 Esslöffeln Wasser etwa 5 Minuten dünsten. Dann etwas abkühlen lassen. Erdbeeren waschen und putzen.

→ Alle Zutaten in einen Mixer geben und cremig pürieren. Nach Belieben mit Ahornsirup süßen.

Sommer-Smoothie

5 Minuten
Portionen: 2 | Schwierigkeitsgrad: ● | vegan

1 großer Pfirsich (oder Nektarine)
100 g Heidelbeeren
1 Banane
200 ml Kokosmilch
1 EL Leinsamen

→ Den Pfirsich waschen, halbieren und den Stein entfernen. Das Fruchtfleisch in Stücke schneiden. Die Heidelbeeren waschen und abtropfen lassen.

→ Pfirsich, Heidelbeeren, Banane, Kokosmilch und Leinsamen in den Mixer geben. Alles glatt pürieren und sofort genießen.

Herbst-Smoothie

10 Minuten
Portionen: 2 | Schwierigkeitsgrad: ● | vegan

1 Apfel (z. B. Boskop oder Elstar)
1 Birne
2 EL glutenfreie Haferflocken
200 ml Mandeldrink oder Kokosmilch
½ TL Zimtpulver
1 TL Leinsamen oder Chiasamen
1 TL Ahornsirup (optional)
Zimtpulver oder gehackte Nüsse zum Garnieren

→ Apfel und Birne waschen. Beides vierteln, die Kerngehäuse entfernen und das Fruchtfleisch in Stücke schneiden. Mit Haferflocken, Mandeldrink oder Kokosmilch, Zimt und Leinsamen oder Chiasamen in den Mixer geben und cremig pürieren.

→ Abschmecken und bei Bedarf noch den Ahornsirup hinzufügen und nochmals kurz mixen. In Gläser füllen und mit etwas Zimt bestäuben oder mit gehackten Nüssen garniert servieren.

Winter-Smoothie

10 Minuten
Portionen: 2 | Schwierigkeitsgrad: ● | vegan

1 Apfel (z. B. Boskop oder Elstar)
1 Banane
1 TL Zimt
1 EL glutenfreie Haferflocken
200 ml Mandeldrink
1 TL Ahornsirup (optional)
Zimtpulver oder gehackte Nüsse zum Garnieren

→ Den Apfel waschen, vierteln und das Kerngehäuse entfernen. Das Fruchtfleisch in Stücke schneiden. Zusammen mit der in Stücke geschnittenen Banane, Zimt, Haferflocken und Mandeldrink in einen Mixer geben und cremig pürieren.

→ Abschmecken und bei Bedarf noch den Ahornsirup untermixen. Auf Gläser verteilen, mit Zimtpulver oder gehackten Nüssen garnieren und servieren.

Glossar

µIU: Abkürzung für Mikro-Internationale Einheiten, eine Maßeinheit zur Angabe von Hormonkonzentrationen im Blut, z. B. des TSH-Werts.

Adrenalin: Ein Stresshormon, das den Körper auf eine „Kampf-oder-Flucht"-Reaktion vorbereitet, indem es Herzfrequenz und Energieversorgung erhöht.

Amiodaron: Ein jodhaltiges Medikament zur Behandlung von Herzrhythmusstörungen, das aufgrund seines Jodgehalts die Schilddrüsenfunktion stark beeinflussen kann.

Antigen: Eine Substanz, die das Immunsystem aktiviert und die Bildung von Antikörpern auslöst.

Anti-TG-Antikörper: Autoantikörper gegen Thyreoglobulin, ein Protein in der Schilddrüse; häufig bei Hashimoto nachweisbar.

Autoimmunthyreoiditis: Eine entzündliche Erkrankung, bei der das Immunsystem die eigene Schilddrüse angreift, wie z. B. bei Hashimoto.

Bradykardie: Ein langsamer Herzschlag, bei Erwachsenen oft mit einer Frequenz unter 60 Schlägen pro Minute.

Brain Fog: Ein Symptom, das sich durch Konzentrationsprobleme, Vergesslichkeit und geistige Müdigkeit äußert.

Calcitonin: Ein Hormon, das in den C-Zellen der Schilddrüse gebildet wird und den Kalziumspiegel im Blut senkt.

Cortisol: Ein Stresshormon, das viele Körperfunktionen reguliert, darunter den Blutzucker- und Energiehaushalt.

C-Zellen: Zellen in der Schilddrüse, die Calcitonin produzieren.

Echoarme Areale: Bereiche in Ultraschallaufnahmen, die weniger Schallwellen reflektieren, deshalb im Bild dunkler erscheinen.

Endokrine Disruptoren: Chemikalien, die das Hormonsystem stören und z. B. Schilddrüsenerkrankungen fördern können.

Essenzielle Spurenelemente: Lebensnotwendige Mineralstoffe wie Zink oder Selen, die der Körper in kleinen Mengen benötigt.

Dysbiose: Ein Ungleichgewicht der Darmbakterien, das die Gesundheit beeinträchtigen kann.

fT3: Freies Trijodthyronin, das aktive Schilddrüsenhormon im Blut.

fT4: Freies Thyroxin, eine Vorstufe des aktiven Schilddrüsenhormons T3.

Goitrogene: Substanzen in manchen Lebensmitteln, die die Jodaufnahme und die Schilddrüsenfunktion hemmen und eine Kropfbildung begünstigen können.

Halbwertszeit: Die Zeit, in der die Hälfte eines Stoffes im Körper abgebaut oder ausgeschieden wird.

Hyporeflexie: Verminderte Reflexreaktionen, häufig bei Schilddrüsenunterfunktion.

Hypothalamus: Ein Gehirnareal, das viele hormonelle Prozesse im Körper steuert.

Hypophyse: Eine Hormondrüse im Gehirn, die u. a. TSH zur Regulation der Schilddrüsenfunktion produziert.

Hypothyreose: Schilddrüsenunterfunktion, bei der zu wenig Schilddrüsenhormone produziert werden.

Immunmodulation: Anpassung oder Regulierung des Immunsystems, um Entzündungen zu mindern.

Kehlkopfschildknorpel: Ein Knorpel im Kehlkopf, der die Stimmbänder schützt und stützt.

Mikrobiom: Die Gesamtheit der Mikroorganismen, die in und auf unserem Körper leben, besonders im Darm.

Leaky-Gut-Syndrom: Eine erhöhte Durchlässigkeit der Darmschleimhaut, die Entzündungen und Autoimmunerkrankungen fördern kann.

Lithium: Ein Medikament zur Behandlung von psychischen Erkrankungen, das die Schilddrüsenfunktion beeinträchtigen kann.

Mitochondrien: Zellorganellen, die als Energiekraftwerke des Körpers fungieren.

Morbus Basedow: Eine Autoimmunerkrankung, die zu einer Überfunktion der Schilddrüse führt.

Myxödem: Eine schwere Form der Schilddrüsenunterfunktion, die zu Haut- und Gewebeschwellungen führt.

Nebenschilddrüsen: Kleine Drüsen an der Schilddrüse, die den Kalzium- und Phosphathaushalt regulieren.

Parathormon: Ein Hormon der Nebenschilddrüsen, das den Kalziumspiegel im Blut erhöht.

Phytoöstrogene: Pflanzliche Stoffe, die ähnlich wie Östrogene im Körper wirken.

Phytotherapie: Die Behandlung von Krankheiten mit Pflanzen und pflanzlichen Präparaten.

Prädisposition: Eine genetische oder erworbene Veranlagung für bestimmte Krankheiten.

Radiotracer: Radioaktive Substanzen, die in der Medizin zur Bildgebung oder Therapie eingesetzt werden.

Schilddrüsenlappen: Die zwei Hauptteile der Schilddrüse, die links und rechts der Luftröhre liegen.

Sympathisches Nervensystem: Der Teil des Nervensystems, der Körperfunktionen in Stresssituationen aktiviert.

Szintigrafie: Eine bildgebende Methode, die die Funktion der Schilddrüse mithilfe von Radiotracern darstellt.

Thiocyanat: Ein Stoff, der in Lebensmitteln vorkommen und in höheren Konzentrationen die Jodaufnahme der Schilddrüse und damit die Schilddrüsenhormonbildung hemmen kann.

Thyreotropin-Releasing-Hormon (TRH): Ein Hormon des Hypothalamus, das die Freisetzung von TSH aus der Hypophyse stimuliert.

Thyreoidea-stimulierendes Hormon (TSH): Ein Hormon der Hypophyse, das die Schilddrüse zur Hormonproduktion anregt.

T3: Das aktive Schilddrüsenhormon, das viele Stoffwechselprozesse im Körper reguliert.

T4: Eine Vorstufe des Schilddrüsenhormons, die in T3 umgewandelt werden muss.

Typ-A-Gastritis: Eine Autoimmunerkrankung, die die Magenschleimhaut betrifft und zu einem Vitamin-B12-Mangel führen kann.

TPO-Antikörper: Autoantikörper gegen das Enzym Thyreoperoxidase, das bei Hashimoto oft erhöht ist.

TSH: Siehe Thyreoidea-stimulierendes Hormon.

Umwandlungsstörung: Eine Störung, bei der das inaktive Schilddrüsenhormon T4 nicht ausreichend in das aktive Hormon T3 umgewandelt wird.

Register

A

Amaranth-Brot 52
Apfel-Kokos-Crumble, warm 131
Aprikosen, gebacken, mit Brombeer-Sauce 130
Auberginen, gebacken, mit Tomaten-Bulgur und Zitronen-Tahin-Sauce 110
Auberginen, gefüllt mit Kichererbsen 113
Auberginen-Röllchen mit Pinienkernen 72
Avocado-Aufstrich, cremig 56
Avocado-Caprese 76
Avocado-Creme auf Süßkartoffel 76
Avocados, „schwanger" 77

B

Bananen-Eis 136
Bananen-Kokos-Mousse 128
Beeren-Eiscreme 137
Blumenkohl-Curry-Suppe 91
Buchweizen-Brot 52

C

Cashew-Creme 69
Charcuterie-Brett 66 ff.
Chia-Pudding mit Vanille 61
Cracker, glutenfrei 67

E

Erdbeer-Chia-Marmelade 57
Erdbeer-Sorbet 136

F

Feigen-Chia-Bowl 61
Fischpfanne, mediterran 124
Fischsuppe mit buntem Gemüse 98
Forelle, gegrillt, mit Rosmarin-Kartoffeln und Paprika 125
Frühlings-Smoothie 138

G

Gemüsechips 126
Gemüsecurry mit Quinoa und Kokos-Sauce 109

H

Hackbällchen mit Süßkartoffel-Sticks und Rote-Bete-Salat 116
Hähnchen-Reisnudelsalat, asiatischer 86
Haselnuss-Kakao-Creme 57
Heidelbeer-Quinoa-Brei 58
Herbst-Smoothie 139
Himbeer-Kokos-Riegel 133
Honigmelonen-Creme 128
Hummus mit schwarzen Oliven 69

K

Karotten-Kokos-Brot 66
Kirsch-Kokos-Joghurt 62
Knusperknäcke 126
Knuspermüsli, crunchy 130
Kohlrabisalat mit Apfel und Himbeeren 85
Kokos-Chia-Pudding 60
Kokosmakronen 132
Kokos-Mango-Kugeln 132
Körnerbrot, knusprig 53
Kürbiskernpesto 68
Kürbis-Kokos-Cremesuppe 96
Kurkuma-Garnelen auf Süßkartoffel-Püree 122

L

Lachs auf Salat 89

M

Mandelkäse, vegan 67
Mango-Kokos-Joghurt 62
Mango-Quinoa-Brei 58
Mangold-Kartoffel-Suppe 90

O

Obst-Nuss-Salat mit Hähnchen, sommerlich 88

P
Pasta mit Avocado-Basilikum-Sauce 102
Pasta mit Brokkoli und Mandelsauce 100
Pasta mit Zitronen-Knoblauch-Sauce 107
Pilz-Zucchini-Sauce 103

Q
Quinoa-Brötchen 53
Quinoa-Gemüse-Salat 79

R
Ratatouille 108
Rinderhackfrikadellen, gefüllt, mit Gemüse und Kartoffelstampf 118
Rinderfilet mit Rotweinsauce, Spargel und Süßkartoffel-Püree 119
Rindfleisch-Gemüsesuppe mit Kürbis 97
Rindersteaks mit Rosmarin-Kartoffeln und Pfeffersauce 121

S
Schoko-Avocado-Mousse 128
Schoko-Chia-Pudding 60
Schoko-Kokos-Trüffel 133
Seelachs auf Paprikagemüse 124
Shakshuka 65
Sommersalat, mediterran, mit gegrilltem Gemüse 80
Sommersalat mit Mango, Pinienkernen und Rucola 82
Sommer-Smoothie 138
Sonnenblumenkernbutter 68
Spaghetti Aglio e Olio mit Garnelen 105
Spargel-Salat mit Avocado 78
Spinatsalat mit Avocadodressing 78

T
Thai-Gemüsesalat, vegan 83
Thai-Suppe mit Hähnchen und Limette 93
Tomaten-Cashew-Aufstrich 56
Tomatensauce 103

W
Winter-Smoothie 139

Z
Zoodles mit Bolognese 104
Zucchini, gefüllt mit Hackfleisch und Quinoa 112
Zucchini-Cremesuppe mit Minze, leicht 92
Zucchini-Puffer mit Kräuterdip 75

Liebe Leserin, lieber Leser!

Hat dir das Buch gefallen?
Und hast du schon dein neues Lieblingsrezept entdeckt?

Dann schreib uns doch gerne auf Facebook oder Instagram und erzähl deinem Freundeskreis und deiner Buchhändlerin davon. Natürlich freuen wir uns auch, wenn du beim Onlinekauf eine nette Bewertung hinterlässt. Willst du noch mehr erfahren? Oder mit der Autorin in Kontakt treten? Dann kannst du uns gerne unter **post@styriabooks.at** schreiben.

Inspiration, Geschenkideen und gute Geschichten findest du auf **www.styriabooks.at.**

/ styriabuchverlage

#SoforthilfebeiSchilddrüsenunterfunktion
#SoforthilfebeiHashimoto #KneippVerlagWien

STYRIA
BUCHVERLAGE

ISBN 978-3-7088-0863-5

Bücher aus der Verlagsgruppe Styria gibt es in jeder Buchhandlung und im Onlineshop www.styriabooks.at

Lektorat und Projektleitung: Eva Neisser
Korrektorat: Dorrit Korger
Rezeptfotografie: Nina Zorčič, www.ninazorcic.si
Autorinnenfoto: privat
Schmuckfoto: © Plateresca (S. 2)
Illustrationen: © ART4STOCK/SCIENCE PHOTO LIBRARY (S. 7); © Irish Galizdo (S. 31)
Graphisches Konzept und Covergestaltung: Bureau A/O, Barbara Reiter, Anna Haerdtl, Elena Hirn
Satz: Roman Bold & Black

Druck und Bindung: Florjančič
7 6 5 4 3 2 1
Printed in the EU

WICHTIGER HINWEIS

Dieses Buch kann nicht die ärztliche Betreuung und professionelle Ernährungsberatung ersetzen. Dies gilt besonders, wenn Sie Vorerkrankungen haben und Medikamente einnehmen. Suchen Sie bei unklaren, starken oder anhaltenden Beschwerden unbedingt eine Ärztin/einen Arzt auf. Nehmen Sie außerdem bei allen Tipps Rücksicht auf Ihre persönliche Verdauungskraft und essen Sie nichts, was bei Ihnen Blähungen, Übelkeit, Magenschmerzen oder ähnliche Beschwerden auslöst.

Alle Inhalte und Hinweise in diesem Buch wurden von der Autorin nach bestem Wissen und mit größtmöglicher Sorgfalt erstellt und geprüft. Eine Garantie für die Richtigkeit der Angaben und Rezepte kann nicht gegeben werden. Eine Haftung der Autorin bzw. des Verlags und seiner Beauftragten für Personen-, Sach- und Vermögensschäden sowie Unfälle ist ausgeschlossen.